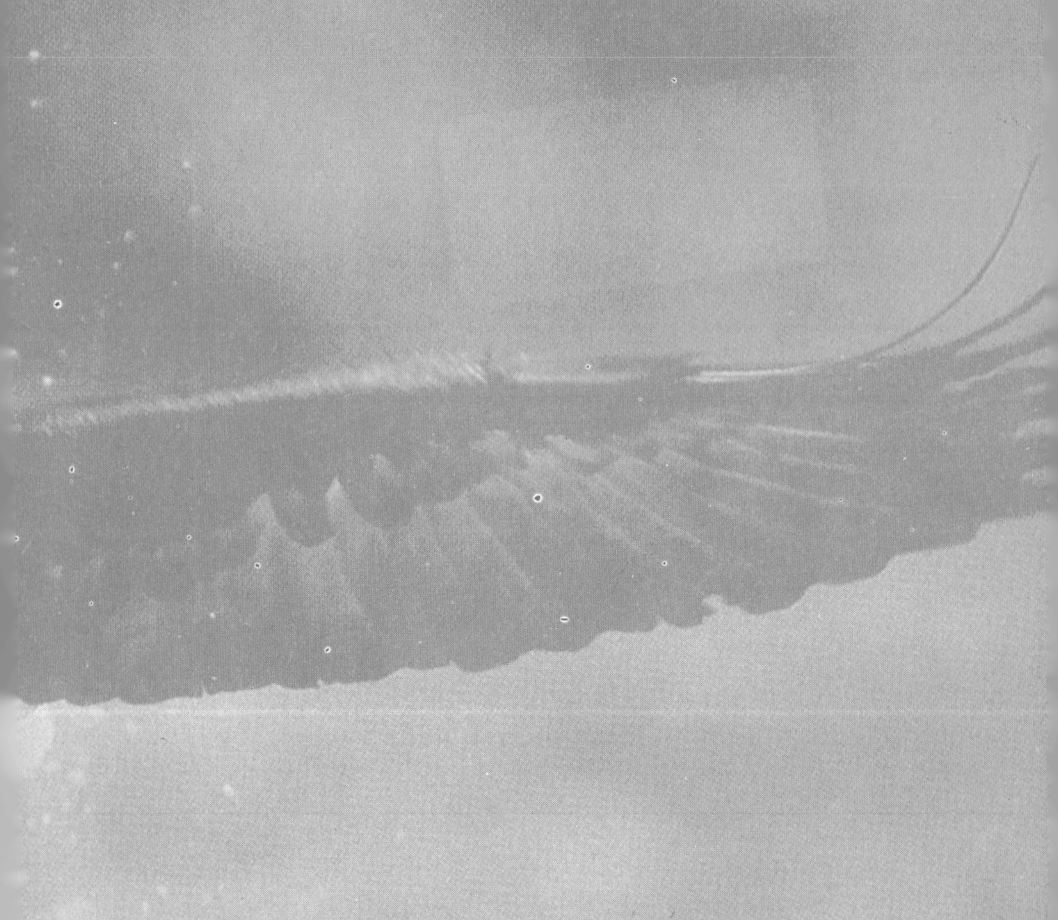

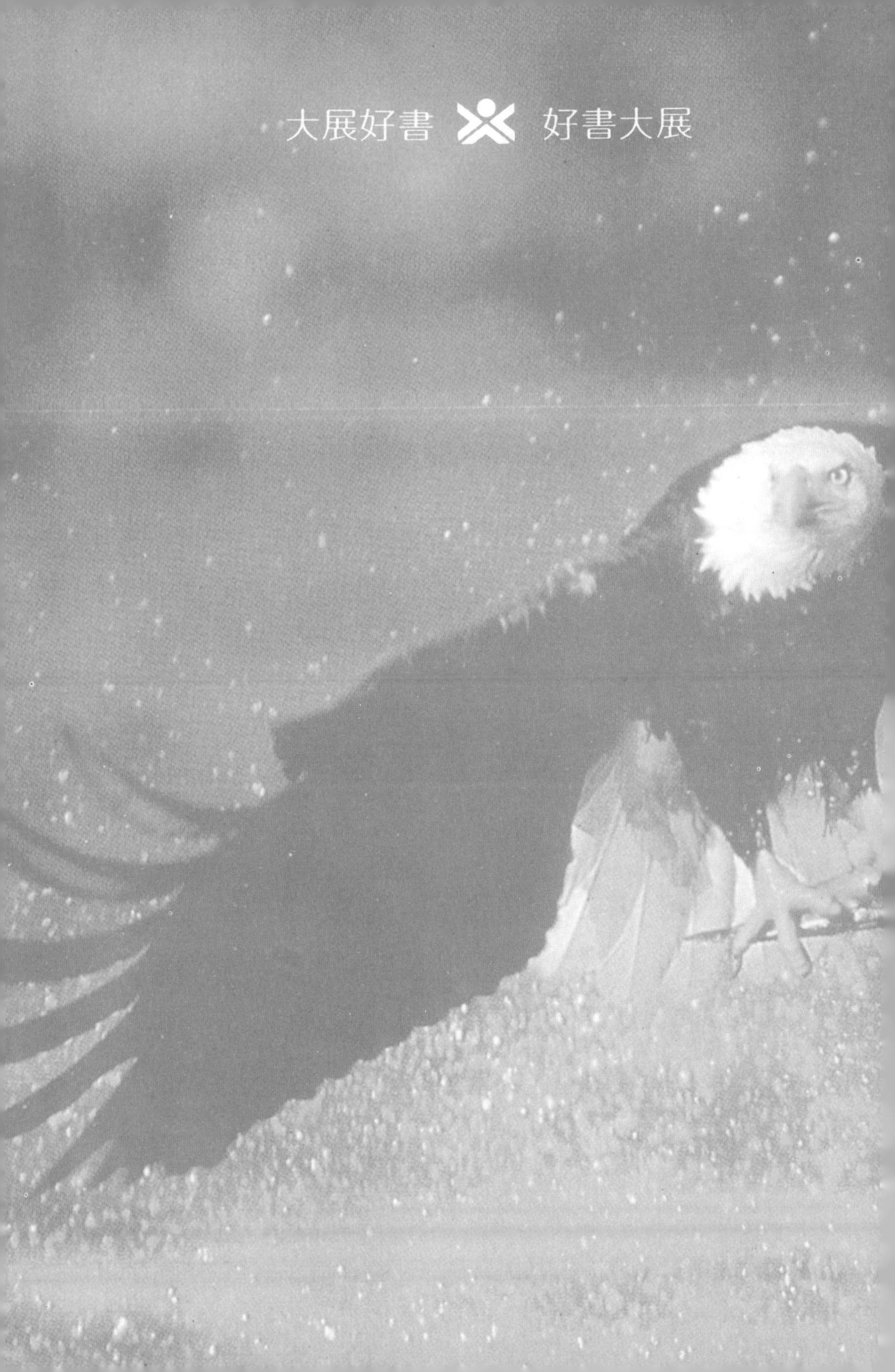
大展好書 好書大展

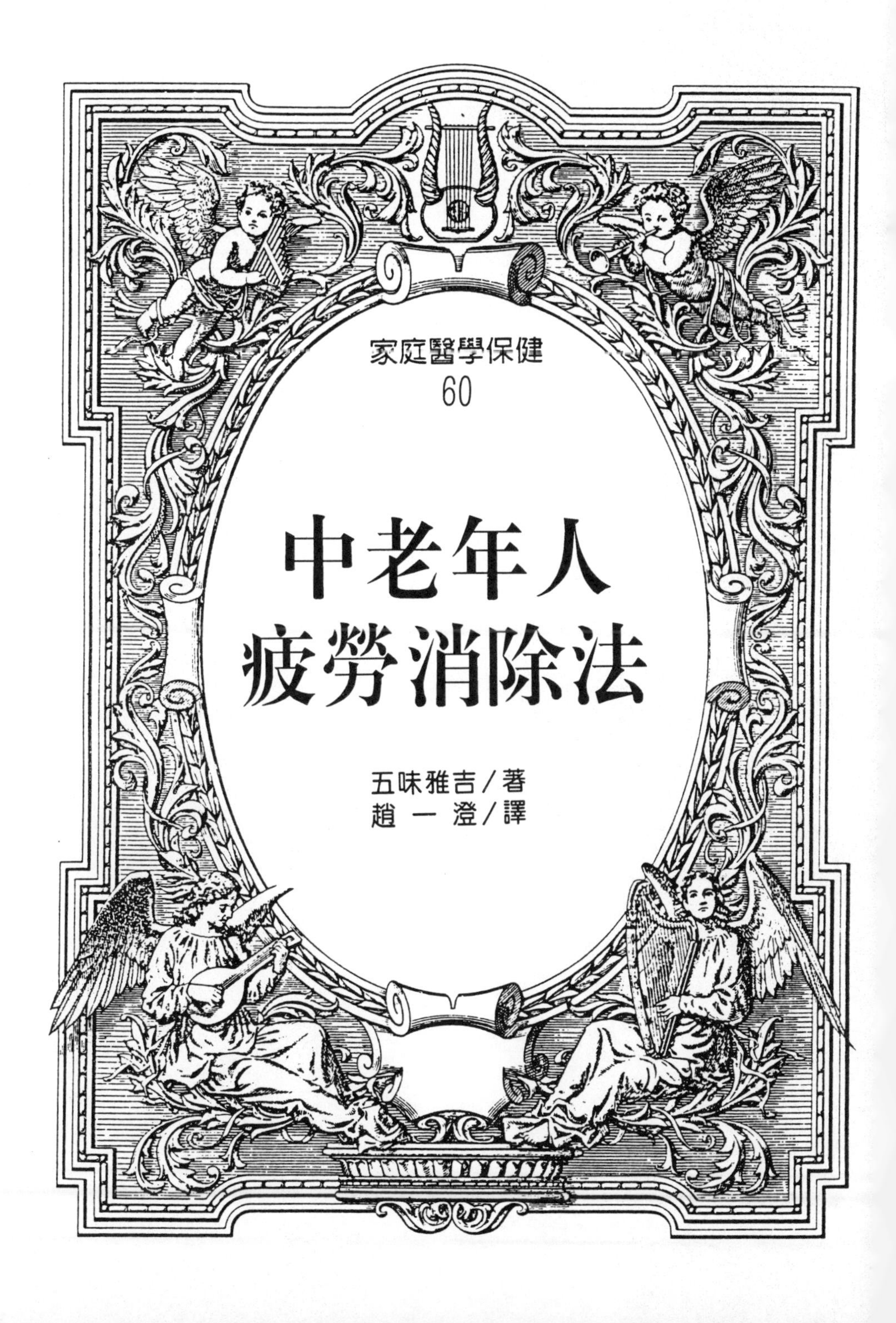

家庭醫學保健
60

中老年人疲勞消除法

五味雅吉／著
趙一澄／譯

前言——自己能夠進行、簡單明瞭的速效方法
來自世界各地的讚賞之聲

到底用什麼方法，去除中高年人的身體疲勞比較好呢？

本書所介紹的「平控帶療法」，現在在美國本土，以及英國、德國、法國、義大利，世界各地的「信奉者」著實增加了。前些日子，還有收到來自紐約分部的信，我想介紹一下其內容。

——在紐約州西契斯塔郡海邊的城鎮拉奇蒙特，就好像日本的葉山一樣，一些退休的有錢人的遊艇，會停泊在連接庭院的私人海灘上，高興的話，也可以開遊艇出遊，這裡屬於別墅地區。

大衛·瓦特（六十五歲）就是居住在這裡的人。十歲時，就和父親一起玩遊艇，曾經參加過二千多次的遊艇比賽，而且得過許多優勝，是屬於海中男子。在遊艇同好之間，也是著名的頂尖好手。

令人難忘的一九九五年十一月，正在修理剛登陸的船的瓦特，因為梯

子倒了下來，使得他從五公尺的高度掉下來，腰受到撞擊，椎間盤受損。雖然手術很成功，但是症狀卻惡化了。九七年的五月，在紐約接受著名神經科醫師診療，雖然治療多次，但是必須非常努力才能站四、五分鐘，光是站著，疼痛會從腰部流竄到腳，必須要躺下來。甚至坐在椅子上都很痛苦，因此不能夠開車。

也試過整骨療法，但是不見成效。情緒非常低落，沒有食慾，會對周圍的人發散怒氣。雖然要依賴妻子瓊安，但是沒事就會遷怒於她，周圍的人每天都過著膽顫心驚的生活。為了擠出治療費，不得不將兩艘遊艇中的一艘賣掉，瓦特的情緒變得更低落了。

就在這時，有人向瓦特先生介紹紐約分部的相關博子。其他的患者說：「能夠救助瓦特先生的只有博子了。」於是將相關帶到瓦特家去。

初診之後，發現從右腰到臀部以及大腿，肌肉出現廣泛僵硬、冰冷的現象，很明顯的是血液循環障礙。

「這情形很嚴重呢……」

相關最初感到非常猶豫，但是知難行易。將橡皮製的帶子緊緊裹住他的腰部後，瓦特大叫「喔！太棒了！」疼痛去除，立刻就覺得很輕鬆，因此非常高興。

瓦特後來對於當時的事情，作了以下的敘述：

「博子看到我的狀態之後，開始在我的腰周圍捲皮帶。當然，我真的很失望，心想（這什麼呀……）。但是捲了之後，原先非常強烈的疼痛卻完全消失了。」

當然相關也在心中大叫（太棒了），不禁笑了起來。因為如果綁起了這個橡皮帶（平控帶），而能夠明顯感覺到有所不同的人，表示症狀痊癒的可能性很大。

就這樣開始了瓦特的治療，一週兩次。他說每一次都覺得逐漸痊癒，身體又能輕鬆活動。第一次治療之後可以打掃陽台，第二次治療之後可以洗兩輛車……他報告書全都是自己做的，半個月之後可以散步五分鐘。

瓦特說：「博子，我的人生又可以再度展開了。」

一個半月之後能夠開車，因此購買了積架跑車，和妻子瓊安享受好久不曾有的開車約會之樂。

周圍的人也感到很驚訝的說：「太棒了，大衛又變成以前快樂的大衛了，真令人難以置信！」

「由於短期間內疼痛消失，兩年來無法做的事情立刻都能做了。博子真的非常神奇，而且平控帶療法真的是太棒了。」

當然皮帶不只是裹在腰上而已，可以利用各種的捲法，嘗試整個身體的復健。例如，瓦特的興趣，除了開遊艇之外，還有組合模型船以及彈手工製的班卓琴。

可是這兩年來，因為得了一種叫做杜普伊特倫攣縮的手指肌腱萎縮。右手手指相連，五根手指無法像楓葉一樣攤開，因此，無法將手指掛在愛用的班卓琴上。

開始治療時，即使將S規格的平控帶捲在手指之間，仍然僵硬得無法到達手指根部。而現在即使捲兩層也沒問題。他本人也很高興的說：「我終於可以彈班卓琴了。」

由於很會做菜的瓊安的照顧，體重增加。每天散步時間增加為二十分鐘，到十二月時離開寒冷的紐約，在溫暖的佛羅里達待到五月。這段期間

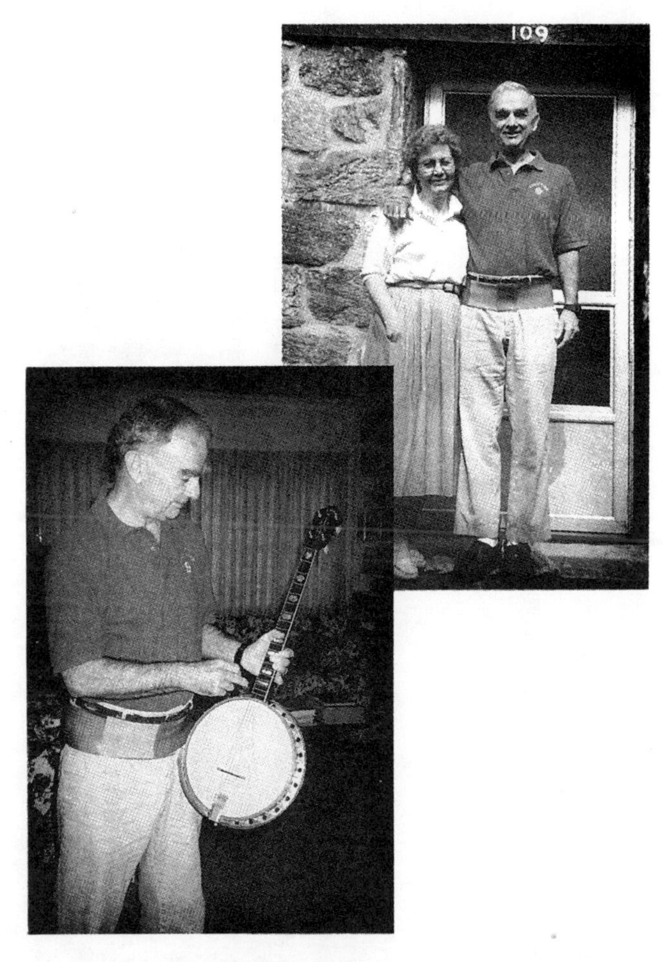

「紮緊平控帶能夠緩和腰痛，使得身體能夠輕鬆的活動，我的人生再度展開了！」

大衛・瓦特先生（65歲，住在紐約）

不斷鍛鍊衰弱的肌肉，希望來年還可以再開遊艇——瓦特現在充滿了快樂與希望。

「博子完全克服了連著名醫師都診斷為『慢性』，而束手無策的症狀。她所具有的治療知識以及熱情，的確是救助了精神和肉體都非常低落的我。」

「博子的確是優秀且有才能的治療師，看她快樂工作的樣子，持續給人們光明，能夠遇到她真是我的幸運。沒有她的幫助，我的機能可能沒有辦法恢復到這種地步。」

瓦特在信的最後寫下了感謝的話語。

——瓦特的例子，我認為應該是最初手術的問題。

瓦特自己在信中寫「手術成功，但是在復健時……」，在復健的階段，右臀部一部分的肌肉被切斷，壓迫到上方的腰椎神經。不過復健之前，手術本身應該有問題。

西方醫學的手術非常可怕，不論好壞都有危險性。而這一點，如果是平控帶療法就不用擔心了。而且只要捲一條皮帶，就可以產生意想不到的效果，的確值得一試。

瓦特的例子也許算是不幸的事故，但是就我們而言，有時「有點疲勞」，可能會發展到意想不到的症狀。

頭重、無法成眠、脖子、肩膀酸痛非常嚴重、心悸、起立性昏眩，雖然沒有做什麼感覺疲勞的事情，但是身體經常有倦怠感，有時會覺得好像頭腦一片空白……。

這些都是成人病前兆必須要注意的訊息。

疾病通常都是有病名之後才稱為疾病，但是有時身體不好，沒有辦法叫出病名……這種症狀就是「身體的疲勞」。

疲勞不是一種病，但是也不算是健康狀態，就是所謂的半病人、半健康人。現代這樣的人佔了半數，這是「老化的前兆」，也是成人病的預備軍，放任不管可能引起嚴重的後果。

所以應該要儘早去除疲勞，這一點非常重要。人原本就具備了感覺身體疲勞的力量，而且要靠自己的力量來治療，這就是「自然良能力」。

現代人因為壓力等，使得這個「自然良能力」衰弱。只要稍微幫忙一下，就能夠使得「自然良能力」再度發揮作用。

我持續六十年研究骨盆調整法的效果，在其過程中得到了實證，這個作法可以說是去除「身體疲勞」最好的方法，不論是誰都可以輕易的進行，而且非常有效。這就是平控帶（捲帶）療法。只要將皮帶要配合疲勞的症狀捲在身體各處，再做輕微運動就可以了。

這樣就能夠使得身體的疲勞減輕，非常單純、明快，因為人的身體就是這樣製造出來的。

當然放任不管的話，身體會逐漸老化，但是，老化現象可以由我們來遏止。

五味　雅吉

目錄

第2章

使疲勞、衰弱的神經恢復元氣

第3章 打破令人困擾的老化現象

第4章

對於醫院無法治好的宿疾也有效

第 1 章

早、中、晚的疲勞立刻去除

▼當場解決通勤疲勞、開車疲勞、工作疲勞等痛苦的疲勞

脫離「通勤疲勞」
——綁腿捲、骨盆運動

●恢復不輸給年齡之足腰的強度

相信大家都知道劍豪宮本武藏足腰之強，除了晚年某個時期之外，一生當中幾乎都持續修業，而且翻山越嶺的旅行，不斷鍛鍊足腰。

在有名的一乘寺下松的決鬥，被吉川一門的一百名弟子圍繞，卻能平安無事的逃離，就是因爲他強健的足腰之賜。

但是與現代人相比又如何?現代人足腰非常的衰弱，甚至連兒童的運動能力都降低了。兒童長大成人，成爲上班族，迎向中、高年齡，因爲每天通勤當然容易疲倦。

不不不，不光是武藏或武將，還有一些步兵、雜兵也是如此。電影或是電視中的古裝劇，步兵能夠跟在騎著馬的將軍身後跑，他們的體力眞是令人驚嘆。

以前足腰的強度與生死有關——而現代人即使是通勤疲勞的孱弱身體，也不會危及生命。

被身體遺忘的的輕盈感又恢復了！

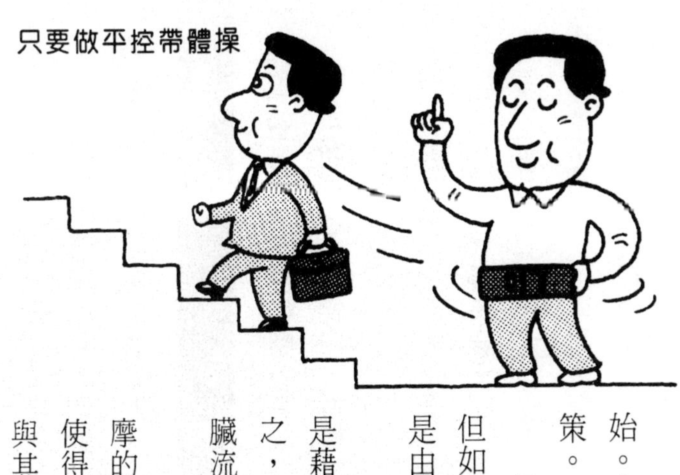

可是不可以輕忽了通勤疲勞，因爲老化從腳開始。中、高年人不要對此放任不管，要趕緊謀求對策。

想要長時間重新鍛鍊……卻沒有這樣的時間。但如果是平控體操的話，立刻就可以進行。平控帶是由彈性極佳的生橡膠材質做成的。

因此藉其彈力收縮、放鬆、勒緊的反覆運動，是藉捲著平控帶的肌肉動作而自然進行的。換言之，當血液流到該處時，就好似流入心臟，又從心臟流出似的，會產生同樣的作用。

也就是說，它有代替心臟的作用，這和指壓按摩的原理相同，最後都能促進血液循環，因此能夠使得整個身體的血液循環順暢，硬化的部分消除。與其說是健康器具，還不如說是能夠去除身體所有疲勞的治療器具。在此，對於通勤疲勞建議的方法就是平控帶療法中的〈綁腿捲〉。

除了能有效去除通勤時的疲勞，爬樓梯覺得痛苦的人使用這個方法也有效。

在和年輕部屬一起走路時，如果出現了自己腳步太慢了、腳沒有辦法順利的往前伸展、步幅狹窄了……的自覺症狀，表示你已經完全是屬於通勤疲倦狀態了。

▼綁腿捲的方法

將長二公尺的大皮帶從腳脖子到膝，像以前軍隊所進行的方式，不斷的往上捲。這樣子走路或上下樓梯時，肌肉動作就能減半，腳步輕盈。只要捲卷帶就可以使步行輕鬆，的確非常方便。

在捲時不能夠過度用力，這樣子會使得下肢的血液循環停滯，引起瘀血。但是太鬆也無效，要以自己覺得不會太痛苦的鬆緊度……當然具有個人差異，所以要在「適合自己的強度」上下工夫。大約捲個二～三次就能夠瞭解鬆緊度。

如果是乘車的話，可以兩隻腳交互站立試試看。將重心置於一側的腳，另外一隻腳腳跟稍微上抬。即使腳尖著地，只要不承受體重就沒問題了。

此外，每過一站時就要換腳，但是腳不要抬得太高，免得其他乘客感到好奇。

脫離「通勤疲勞」

綁腿捲

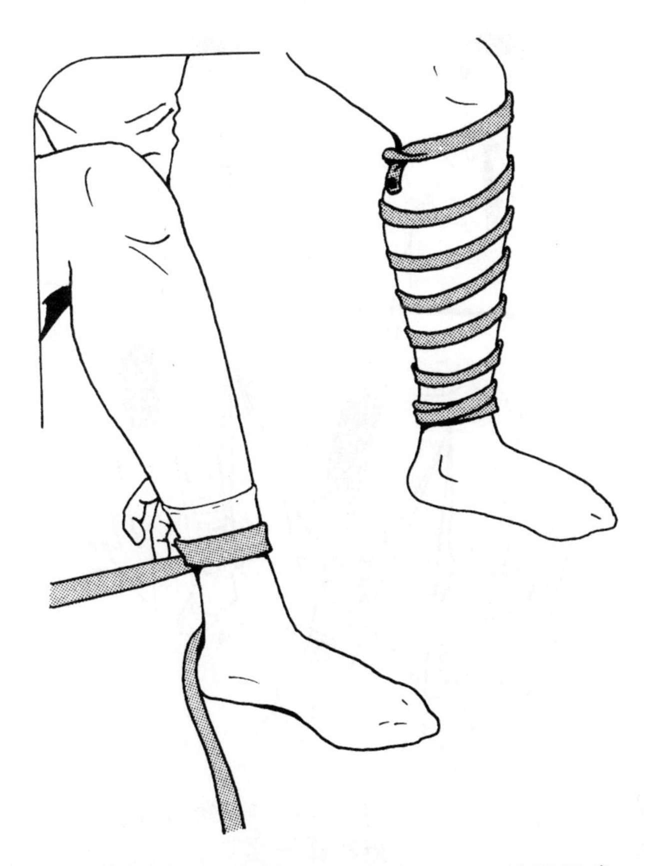

光是從脚脖子往上捲著，步行或是上下樓梯就會覺得輕鬆多了。

逃離「通勤疲勞」

車內交互站立法

——搭乘電車時……

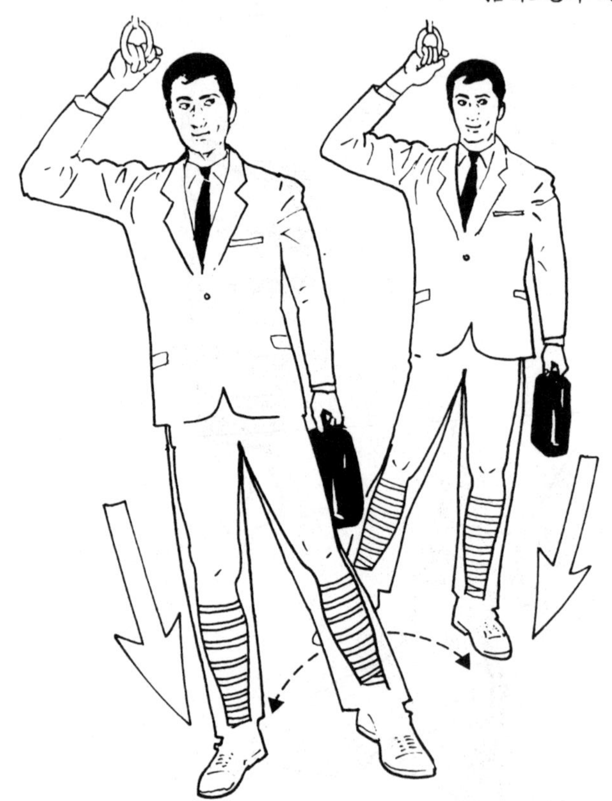

可以將帶子（綁腿捲）
捲在褲子裡

搭乘電車時，將重心交互置於單脚站立

當然可以抓著吊環，控制車子的震動，感覺疲勞的話立刻停止。

這和運動員鍛鍊足腰有點不同，因爲是要驅除足腰的疲勞，絕對不能夠勉強。況且利用通勤時間去除疲勞，也能夠節省時間。

▼骨盆捲・轉腰（骨盆運動）

要完全去除通勤疲勞，早晚的骨盆運動是不可或缺的。

作法很簡單，先將二公尺長的大皮帶，捲在骨盆突出的部分算起一個拳頭下方的位置，皮帶不需要打結，可以用夾子等固定。

然後雙手插腰，好像用腰畫橢圓形似的，慢慢的大幅度轉腰，早晚進行兩次，上班前和回家後左右各轉六十次，但重點是要每天持續做。

聽到六十次也許覺得很辛苦，但是，開始做時會發現五分鐘就做完了。

如果晚上工作非常忙碌，那麼光是早上做也有效。如果就寢前做的話能夠得到快眠。

這個骨盆運動可以說是平控帶療法中的基本。我們的身體疲勞，除了來自於內臟疾病的疲勞之外，幾乎都是因爲骨盆的混亂而引起的血液不良而造成的。

骨盆捲

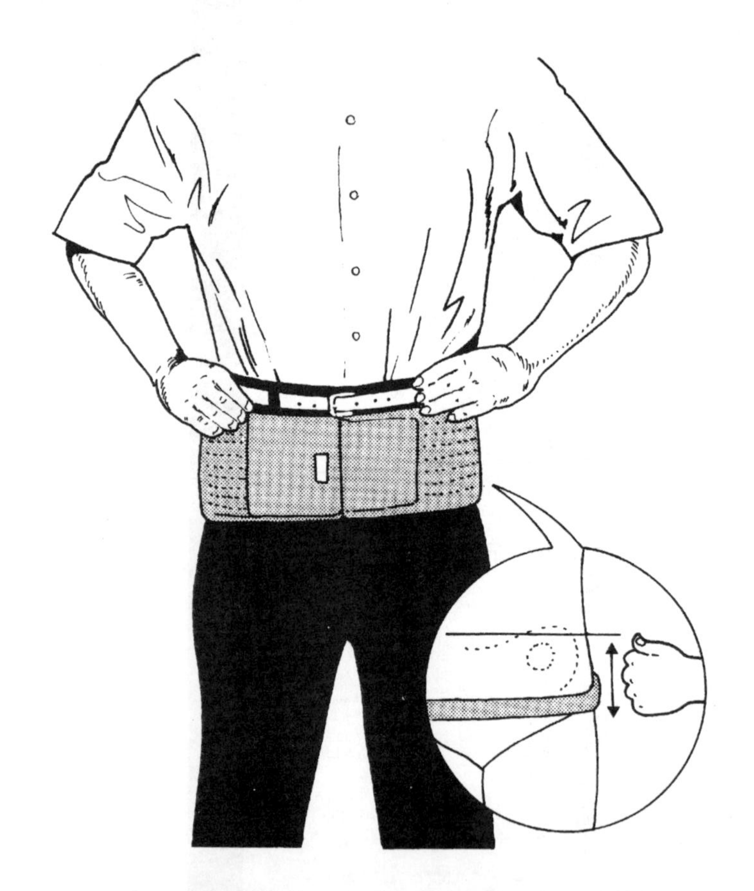

將矯正骨盆混亂的平控帶，捲在距離腰正側面突起部分一個拳頭下方的位置（如果是魔術黏貼帶的話，只要對合就 OK 了）。

去除身體疲勞的基本

轉腰運動（骨盆運動）

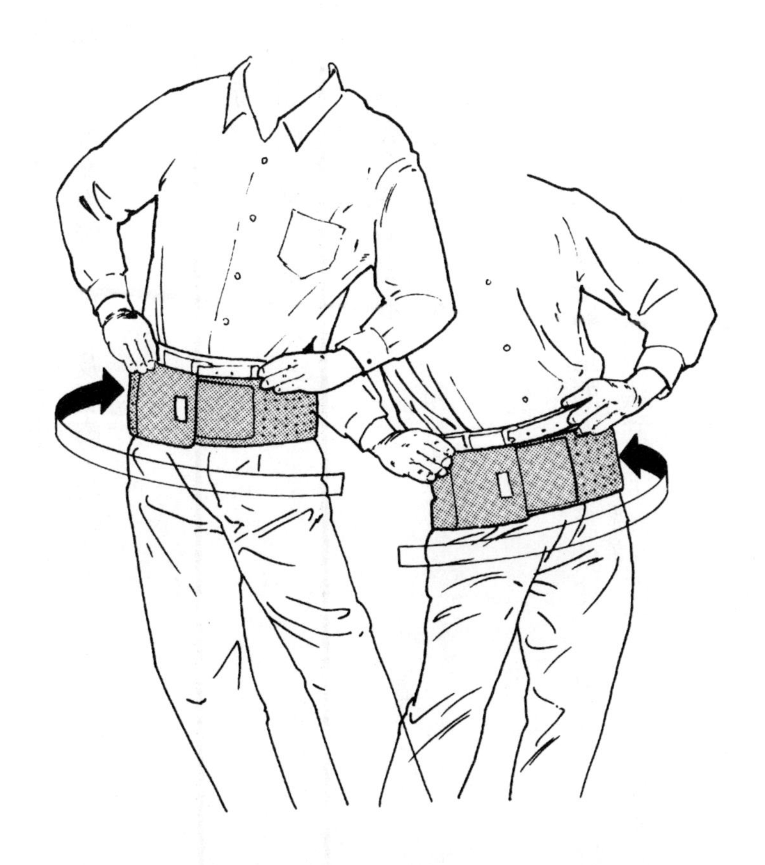

將腰大幅度朝左右轉，早晚兩次，左右各花45分鐘進行60次。重點是每天持續。

這個骨盆運動適用於各種症狀，所以一定要學會。

併用平控帶的方法，能刺激血管、神經及肌肉，使得整個身體變成充滿活力的健康體。

立刻去除「開車疲勞」

——上編捲、踏腳法

●腰痛放任不管，會成爲萬病的根源

A先生（五十歲）是職業駕駛，經常開長距離的卡車。

「腰非常難受，不是痛，而是很難受。」

他這麼說。

不光是職業駕駛，因爲營業關係經常開車的人，也需要注意。因爲臀大肌持續受到壓迫，血液循環不良，來自上方的動脈血無法到達下肢，而來自下方的靜脈血則滯留在腰部附近。

姿勢不良使得骨盆歪斜，而且封閉在狹隘的車中，容易缺乏新鮮的氧。

運動不足，除了閃腰和運動腰之外，開車疲勞與腰痛的關係非常密切。

「症狀還很輕微嗎……」

如果因爲這個理由而放任不管的話，會漸漸的沒有辦法坐在那兒，感覺非常疼痛。

大家都知道腰是人類活動身體的中心，支撐其活動的就是骨盆。

不論往前傾、往後仰或往左、右扭轉，都是以骨盆爲主。骨盆歪斜時，會使我們的運動能力陡然減退，而且容易引起各種身體的疲勞，也是成爲「半病人」的原因。

骨盆歪斜到底是如何產生的呢？

長期以來連專門醫師都無法解開這個謎團，而這個秘密就在於「骶骼關節的挪移」。

在世界上，最早注意到骶骼關節挪移的就是我。因爲骶骼關節是即使照X光也沒有辦法照到的部位，所以連專門醫師都沒有注意到。

對於骶骼關節感到懷疑的我，請求熟悉的解剖醫師，經過許多的研究終於解開了長年的謎團。這個骶骼關節的理論，現在已經成爲學會的定論了。

簡單說明一下。

骨盆是由左右一對的骶骨和骼骨而構成的。

疲勞的元凶在於「骶髂關節」的挪移

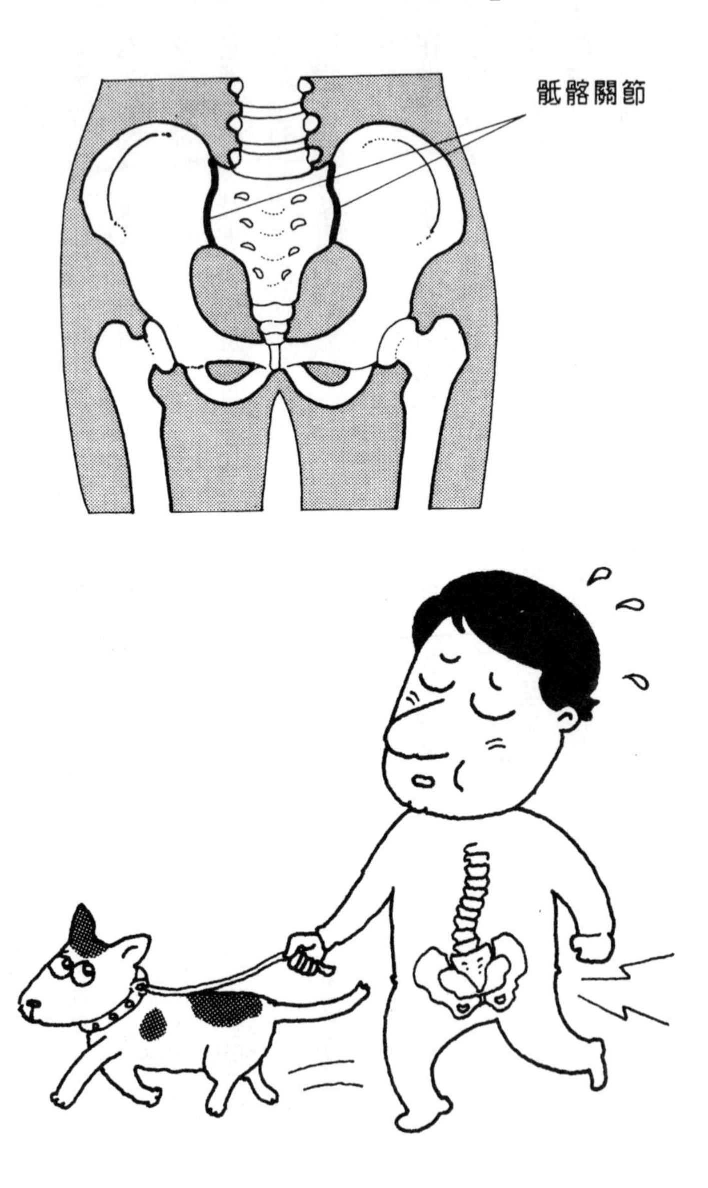

此外，還有恥骨與尾骨。但是掌管動作的，卻是這個骶骨和髂骨。骶骨和髂骨連結，像火車的聯結器一樣，能夠調節各自自由活動的就是「骶髂關節」。骶髂關節兩處左右都有溝，只要比較足球和橄欖球的差距，相信各位就容易瞭解了。

中央圓形的球即使撞到牆壁，彈回來的方向也是相同的。因爲只有一個焦點軸，所以由撞擊的角度就可以預測到彈回來的軌道。

但是，橄欖球是橢圓形的，焦點軸左右各有一個，因此撞到牆壁時，無法預測反彈回來的角度。

因爲骶髂關節有兩個，所以，我們的身體活動能夠自由自在。骶髂關節某一處產生挪移時，當然骨盆就會歪斜。這個訊息就會成爲身體的疲勞，而發出ＳＯＳ的訊號。換言之，開車疲勞可以說是骶髂關節挪移的「預備軍」，放任不管的話非常的可怕，這疲勞一定要趁早去除才行。

▼上編捲的方法

最適合去除開車疲勞的方法就是這個「上編捲」。就好像運動鞋綁鞋帶的方法，左右交叉往上編。

立刻治好「開車疲勞」

上編捲

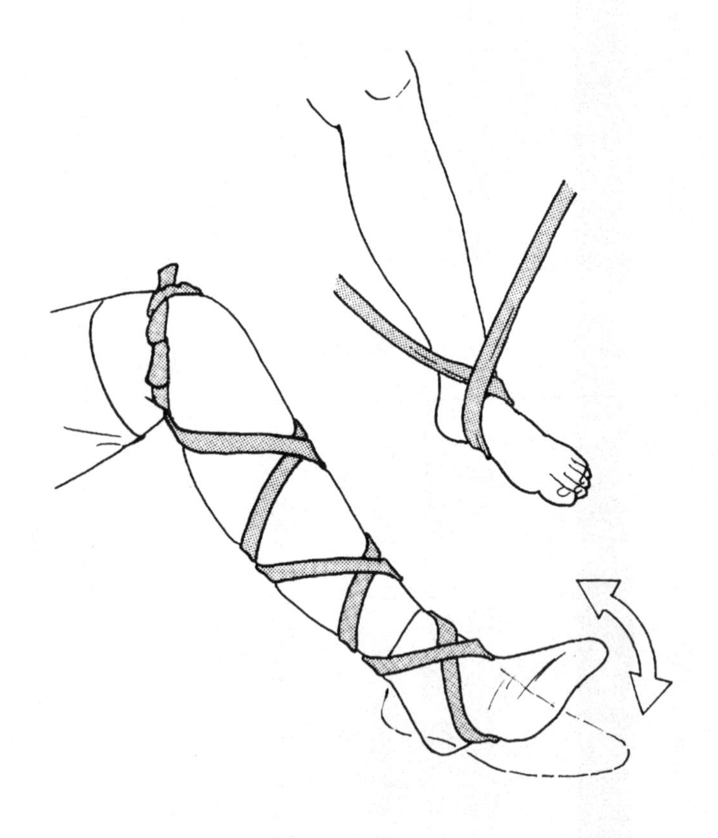

在帶子左右交叉捲的狀態下駕駛，在採剎車或油門等操作時，就可以將新鮮的血液擠到下肢。

捲好之後看起來的形狀是X形，因此稱爲X捲，也稱爲「8」字捲。

用長二公尺的人皮帶，從膝朝大腿根部不斷的往上捲，但是不可以捲得太緊，必須是即使開車也不會注意到的程度。

「通勤疲勞時使用〈綁腿捲〉，而這次爲什麼要使用上編捲呢？」

也許你會提出這個問題，答案是這樣的。

開車與站著時不同，體重不會置於雙腳。而且如果這時使用〈綁腿捲〉，對於腳的緊度過強，因此要選擇比〈綁腿捲〉緊度更鬆一點的〈上編捲〉。

所以如果用雙腳操作離合器、油門或煞車時，皮帶就能突然勒緊，或啪的放鬆。

因此，每一次動脈血就可以由腰到達下肢。相反的，靜脈血也可以被擠到肝臟，就好像在腳安裝一個人工心臟一樣。

如果你的愛車是自排車的話，也要在經常使用的右腳小腿肚上，綁上上編式的皮帶，這樣就能夠取得左右腳的平衡。

此外，司機到了四十歲層時，因爲腰力減弱，所以會出現四十腰、五十肩等症狀。一旦腰弱、肩膀用力時，就會形成肩膀酸痛。

因爲肩胛骨僵硬，脊椎會形成S字形而彎曲，壓迫肩膀，造成強烈肩膀酸痛，更

治療「開車疲勞」

踏腳法

進入停車場之後……

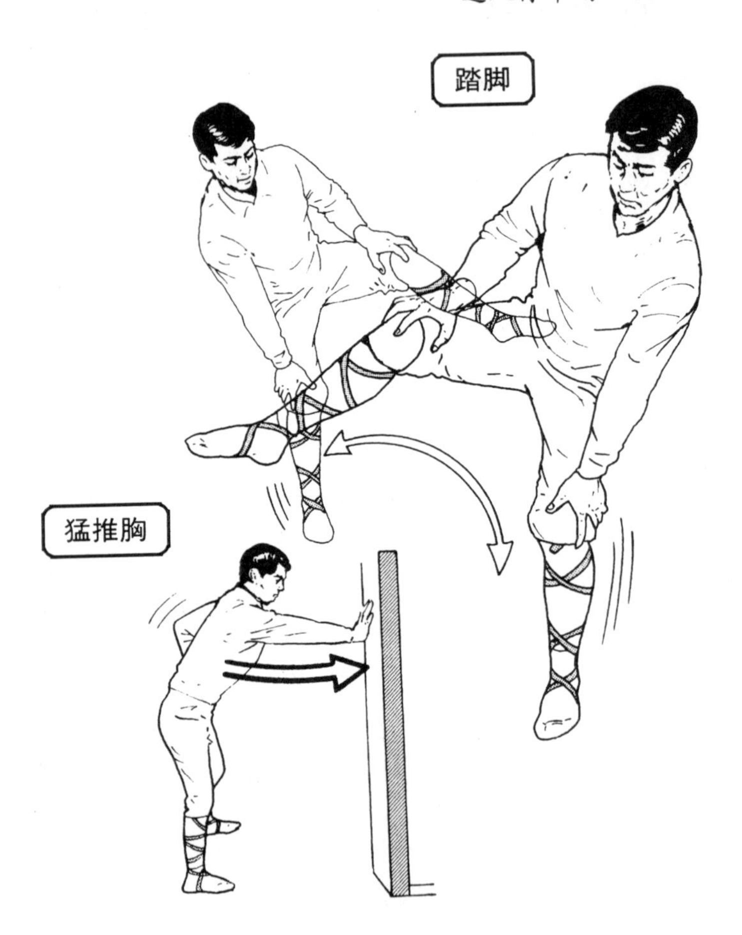

相撲的踏脚運動可以消除疲勞，而猛推胸則對手的疲勞有效。

可能壓迫心臟而危及生命。在此為各位介紹防止的方法就是〈東衣袖帶捲〉。就是穿著和服工作時，依照束衣袖帶斜掛在肩膀上的要領來做。

皮帶兩端綁起來，變成「8」字，穿過手臂形成兩個圈，並從背後背著（參考二二九頁）。

因為是坐在車上的姿勢，所以臀部往前方挪移，或是靠在後方都沒問題。整個背拱起來，腰椎成「く」字形，對於骨盆（骶骼關節）的負擔會增加二、三倍。

開車原本就會造成血液循環不良，再加上到達腰部的血液量較少，因此，如果血管成「く」字形的話，血液流通就會變得更細微。如果再加上骶骼關節挪移，就會出現真正的腰痛煩惱了。

▼踏脚法

剛下車或是下車加油時，可以採用普通的踏腳法。只要模仿相撲選手的動作就可以了。

相撲的上場儀式非常合理，轉兜襠帶能夠抑制骶骼關節挪移。猛推胸對於胸鎖關節有效，能夠去除手的疲勞。而踏腳能夠有效消除腳的疲勞。

消除打瞌睡開車的速效法
——頭、纏頭捲、大呵欠法

●消除開車打瞌睡的速效法

在身體疲勞而睏倦時，最好不要開車。在開車時若打瞌睡，立刻停下車來小睡一下也無妨。

大家一直想到對自己方便的事情，一些不讓自己睡覺的方法。包括服用藥物、嚼口香糖，甚至有人會使用興奮劑，或是玩一些不會累的遊戲或工作。

這都是不對的。人如果眞的想睡，就是身體疲勞的最大警告信號，絕對不能夠使用這樣的方法，想睡時就睡，對身體而言是最好的。

通常睡意是因爲身體疲勞和血液循環不良而造成的。睡意和身體疲勞的發生，證明了血液循環系統有毛病，如果乾淨的血液能在體內順暢的循環，我們就隨時能保持元氣，得到健康，絕對不會有想睡的感覺。

血液能將新鮮氧和營養送達體內各器官、各組織的細胞。血管是血液流通的道路，如果這個道路阻塞或是衰弱的話，體內疲勞完全爆發而產生睡意。

如果血液循環順暢，神經機能也能夠正常運作，腦和五感的指令能夠順利的互相傳達，在開車時就不會想睡覺，眼睛也會非常的清楚，不會乾澀。

也許大家已經知道了。從心臟出發的血液，在體內循環大約一分鐘內就會回到心臟，以一定的時間通過體內的主要組織，這個「定時性」非常重要。

以電車（山手線）來做比喻吧。

某班車定時發出，定時到達各站，並在決定好時間回來，否則就會延遲主要車站聯結幹線車的行駛時間。而幹線前端還有支線，支線前端還有當地線……。

血液也是同樣的道理。從主動脈到中動脈，從中動脈到小動脈，然後再到毛細血管。回來時會奔馳在靜脈線路上，這樣身體才能保持健康。

山手線繞行一周大約要一小時十分，人的血液則是一分鐘繞行一周，一小時繞六十次。

一天二十四小時，繞一四四〇次，一個月、一年之後當然多到數不完了。

這段期間，不但將營養豐富的新鮮血液送達組織，同時迅速回收老廢物。如果血液循環停滯，沒有辦法進行定時聯絡，當然會在體內形成大混亂。

如果全身血液循環順暢，就能去除身體的疲勞，所以血液循環順暢是創造不想睡覺體質的先決條件。不過人不管是誰，都會有「很想睡覺……」的時候，如果在開車時睡魔侵襲的話……。這時，建議各位藉著〈纏頭捲〉消除睡意。

▼頭、纏頭捲的方法

首先將平控帶（中型二公尺等）緊緊的裹住頭，用左右手拿著帶子的兩端往上勒緊。感覺疼痛時，手「啪」的放鬆。這時原本被阻斷的血液，就會應用幫浦作用瞬間流通。

因爲要使用雙手，所以車必須要停在路肩，並進行四～五次。

▼大呵欠法

電影評論家淀川長治的拿手絕活，就是藉著某種手的形式，從頂部到顳部、枕部都進行指壓，灌注力量在指尖上。

藉著雙手手掌的膨脹處，用力往上按壓太陽穴的部位。

刹時會覺得眼前一陣旋轉，然後立刻收手，接著輕敲後脖頸。如果有梳子的話，

消除「駕駛中睡意」的秘密

頭・纏頭捲

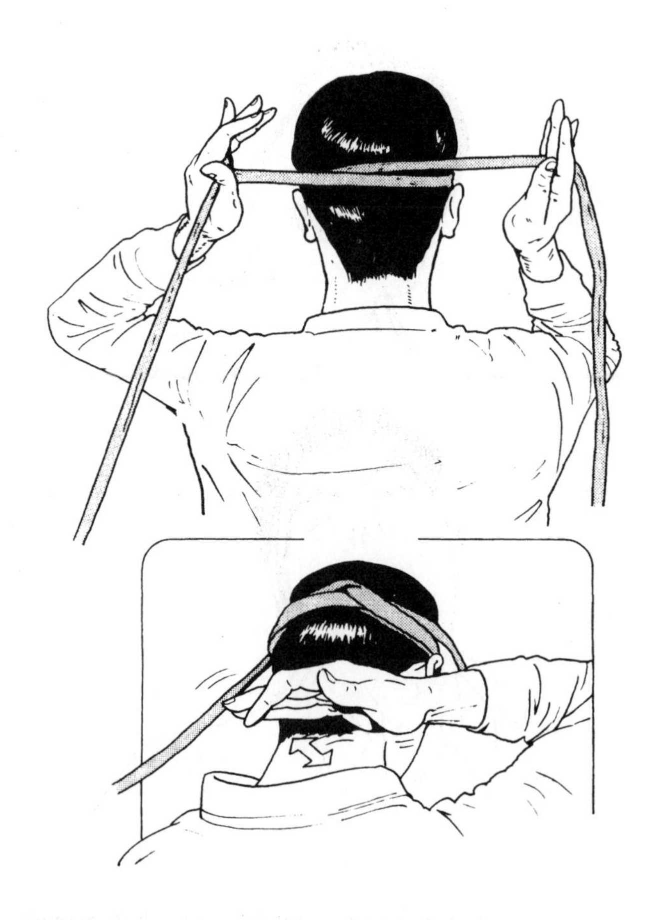

輕敲後脖頸，頭使用纏頭捲的方式更能提升效果。

消除「駕駛中睡意」的秘密

大呵欠法

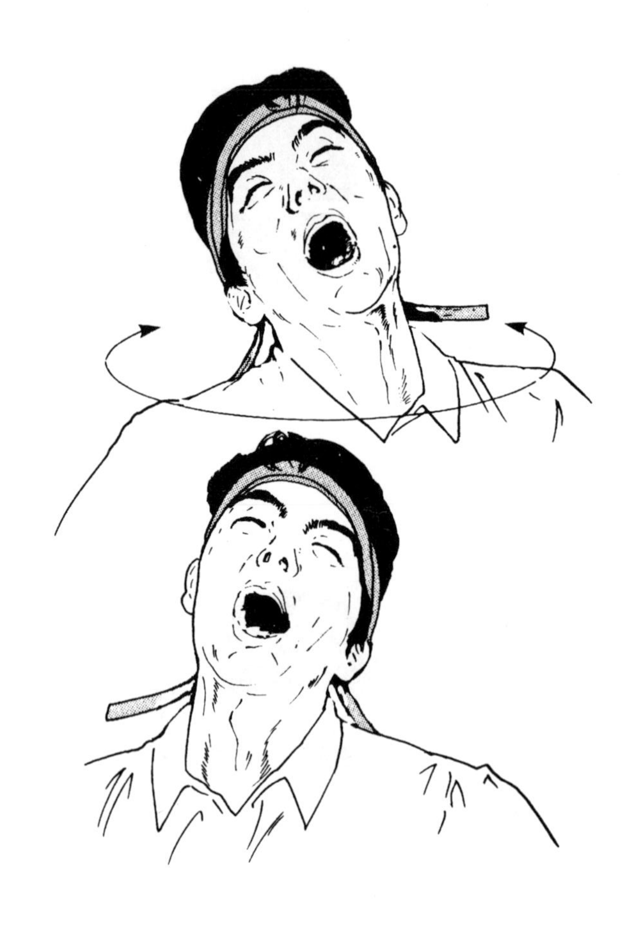

口大大的張開並繞頸部，則與口內肌直接連結的腦神經就能變得清晰。

可以用力梳頭髮，給予頭皮刺激。接著將朝脖子前、後、左、右倒。

最後完成動作則是將口大大張開，打個大呵欠，同時不斷的繞脖子。因爲口內肌與腦神經直接連結，因此能使腦神經細胞嚇了一跳，暫時清醒過來。

但這只不過是應急的方法而已，最好還是下車好好的睡一覺。

如果「正坐」腳會發麻的話要立刻實踐

——腳耙子捲、腳趾彎曲法

●正坐是健康的指標

正坐是日本自古流傳的禮儀坐法，但是最近卻有很多中高年人不能正坐。

正坐是自然體，因此腳應該不會發麻。坐姿不良就另當別論了。因此會正坐的人就證明是健康體。

但是，身體疲勞時另當別論。也許認爲自己正坐的姿勢很正確，但是腳卻發麻。也許在自己沒有察覺的時候，姿勢已經改變，並將全部的體重置於腰和雙腳。

當然神經、血管及肌肉都會受到壓迫，血液循環不良而出現發麻的現象。勉強正

平控帶療法能夠使得細胞恢復年輕！

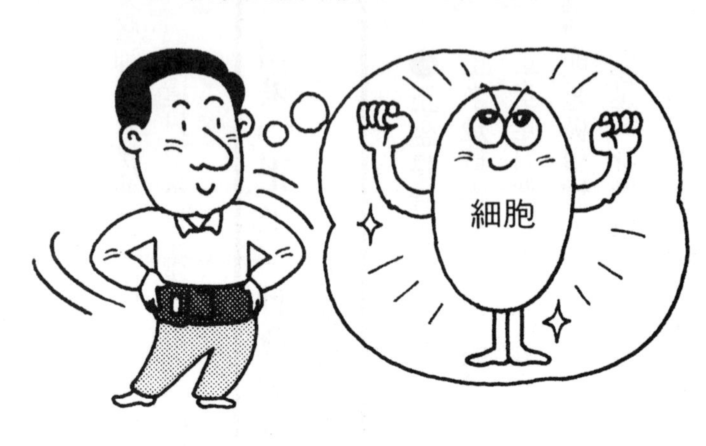

坐，反而使得神經漸漸痲痺，缺乏知覺。以腰爲界，上半身血液積存，下半身血液不足。不僅是腰，對內臟都會造成影響。

如果正坐腳發痲的話，就必須要當場去除發痲現象。如果順其發展，則疲勞會不斷的蔓延到腳脖子，最後會造成腰痛和疾病的根源，且隨著年齡的增長會越來越痛苦。

人類的老化到底是什麼意思呢？

這就是「細胞的老化」的同義語。年輕時，恢復元氣的細胞數減少，導致老化新陳代謝（物質代謝）的能力逐漸減退，老舊細胞不斷增加。就好像老兵在作威作福般，並不是輕鬆的事情。

但是這個老化可以藉著平控帶療法加以遏止。因爲平控帶療法能夠在「細胞階段」使身體恢復年輕。雖然說衰老死亡是自然的道理，但是卻可能延遲老化。

臥病在床的人即使長生也沒有任何的意義。隨時都能夠保持年輕、元氣，做自己愛做的事情，這種生活才是有意義的。

細胞死亡本身並沒有什麼問題，人從出生以來，就持續著細胞死亡與再生的戲劇。六十兆個龐大的細胞，互相協調維持生命體，甚至肌肉、骨骼、臟器全都是細胞構成的。

如果血液循環順暢的話，年輕細胞就會不斷製造出來。細胞越年輕，就越能夠去除身體的疲勞，肌肉擁有彈力，通過肌肉附近的血管、神經就不會受到壓迫，而且血液循環更為順暢。

我們不能只在意身體各處發生的部分症狀而診斷疾病，因為引起身體疲勞的最大原因就在於細胞的年輕度，當然血液循環的好壞也是問題。

眼睛不好、腰痛……，這時我們會立刻去看眼科醫師，或到整形外科去就診，但是並不需要這麼做。因為有時身體疲勞會出現在眼部或腰部。

眼睛和腰並不是眞的不好，而是整個身體透過眼睛和腰傳達危險訊號。

最近連幼兒的「成人病」症狀都增加了，所以老化不光是年齡上的問題。而平控帶

正坐時脚會發麻，則立刻實踐

腳耙子捲

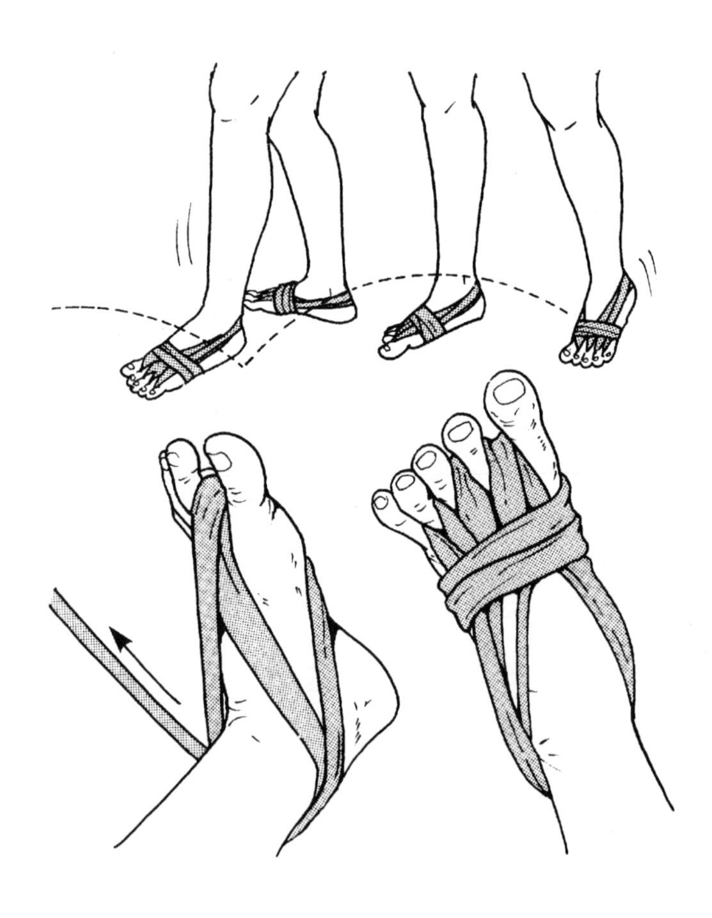

將帶子各自通過每一根脚趾的指縫拉到脚跟，最後捲住脚背和脚底固定，在這種狀態下走路較有效。

療法是使得細胞恢復根本年輕的療法。

——回到正坐這個問題。如果正坐會感到腳發麻時，可以使用〈腳耙子捲〉。

▼腳耙子捲作法

將兩公尺的平控帶（小型或迷你型）先捲在腳的拇趾上，然後直接拉長捲腳跟。其次拉向腳的食指，捲好之後再回到腳跟。按照同樣的要領，一直捲到小趾為止。最後從腳背的一點拉到腳尖，形狀就好像耙子一樣。

▼腳趾彎曲法

如果需要長時間正坐時，事先實行比較有效。

①充分進行基本的骨盆運動。

②坐著將重心移動到左右腳，而且要用力彎曲沒有承受重心的每一根腳趾。

③在正坐時，腳尖不要併攏，打開一個拳頭的距離，將腳的拇趾交疊就不容易發麻。女性如果不好意思的話，可以用手帕蓋著。

坐禪以獨特的結跏位為正式的作法，不過以正坐的方式坐禪也非常有趣，能夠使

正坐時脚會發麻，則立刻實踐

脚趾彎曲法

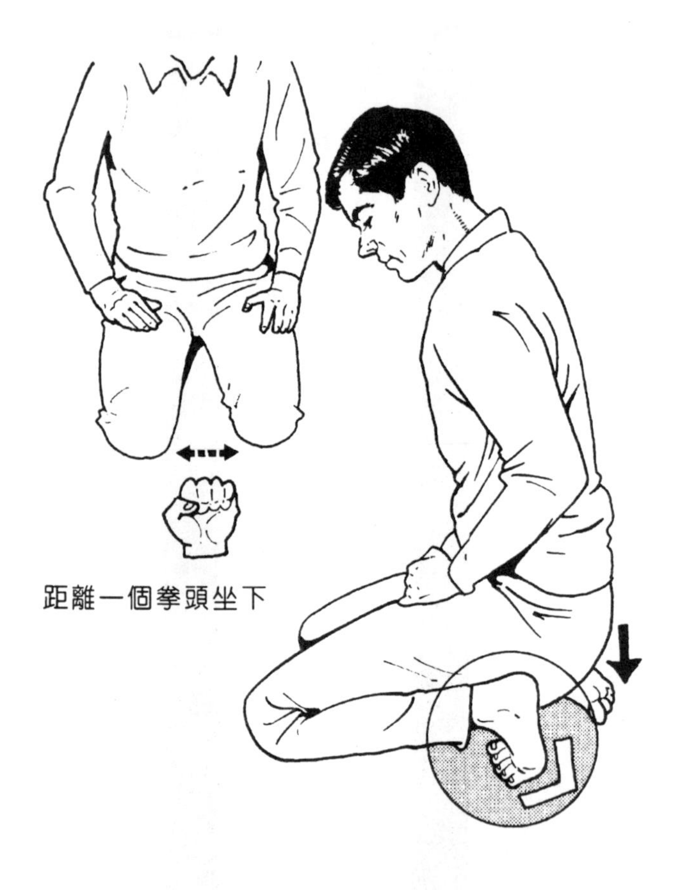

如果坐著脚發麻的話，如圖所示，將脚趾彎曲，就能夠去除疲勞。

心情平靜。此訓練可以在自宅嘗試一下，但是一定要好好的先做前述的預防法。

對「站立工作」的疲勞能發揮最大的效果

——英國國旗捲、左右鐘擺法

●中腰姿勢是最大元凶

C女士（五十五歲）是美容師。

「到傍晚時，從腰到腳底痛得受不了！」

她皺著眉這麼對我說。雖然在心中想（還不會輸給年輕人呢！）但是，最近身體似乎並沒有這樣的表現。

「雖然是小小的店，但是我一定要帶頭指揮。指名要我服務的顧客很多，還不能退休，只好鞭策自己的身體不斷努力。」

經常這樣的工作，而且採取中腰姿勢持續二十分鐘、三十分鐘……對腰最不好。大部分的人往前傾十五度時，就比平常站立姿勢要多三倍的能量。而長時間持續這種姿勢，腰當然會因爲能量不足而發出哀嚎。

腰部已經異常或是體力較弱的人，可能因爲某個關鍵而倒下。到了五十五歲，只好不斷的欺騙自己，不斷努力工作的C女士，雖然身體細瘦，卻是很有體力的人。

若是體重較重的人，腰部的負擔就更大了。而經常從事站立工作的職業者，常會有腰痛的宿疾。

像C女士疲勞是從神經開始的。美容師必須要設計女性吸引的髮型，要求各種的藝術感，必須經常使用頭腦，而且客人有時候很囉唆。

「雖然身爲女人，可是我認爲女人非常任性。有時要像奧黛麗赫本，有時要像美智子皇后。既然付錢就是客人，我也不能隨便批評……。」

但即使配合對方的要求去做，一旦照鏡子後不喜歡的話，「這不行呀！看起來太樸素了！重新做！」

「可是這不是您所說的髮型嗎?妳看，和皇后的照片一樣呀！」

如果這麼回答，就失去當美容師的資格了。

「喔！是嗎！」

只能夠這麼說，一直重新做到對方滿意爲止。因爲要特別小心謹愼，對精神也會造成極大的壓力。

「美容師技術是一半，阿諛奉承是一半。」

對於C女士的心情我能夠瞭解。

但是由猿人進化而來的人類，開始直立步行之後，腰痛可以說是人類共通的最大煩惱。因爲一直使用適合四肢步行的骨盆，所以上半身的重量全都加諸在腰部。

即使是花了長久的時間，讓身體適應直立步行的人類，骨盆依然不聽吩咐。人類所具有的許多體器官當中，最具有原始味的就是骨盆。

這種疲勞若放任不管，會造成完全的慢性腰痛。如此一來，就不是一朝一夕能夠治好的。因此美容師要治好腰痛，需要花很多的工夫和時間。在此之前，最好先利用平控帶療法去除腰的疲勞。

百貨公司的店員、保鏢、飯店的門房、小弟、侍應生、廚師以及空服員，還有像C女士這樣的美容師、理髮師、牙醫或家庭主婦……等經常要站立工作的人，除了店員和保鏢外，幾乎常採取中腰姿勢。

原本人類就不能夠長時間站立，因此無形當中會將體重分別置於左右腳，拿重物時會自然的換手。這並不是來自於大腦的命令，而是自然做出的動作之一。

在超級市場收銀台前依序排隊的人，如果等的時間太久，自然就會活動腰部。所以雖然是站著，可是中腰姿勢是最不好的。

家庭主婦要洗碗盤、打掃地板或是清洗浴缸，都會使用中腰的姿勢。如果忽略這些問題則非常危險，最好還是捲平控帶進行〈骨盆運動〉吧！

尤其是家中有嬰兒的主婦，揹著嬰兒時必須要前傾，抱著嬰兒又必須要往後仰，都會使腰疲累。

事實上，女性穿高跟鞋也是腰疲累的大敵。人類原本是赤腳走路，換言之，將體重分散在腳趾及腳跟。但是穿著高跟鞋，腳趾卻會承受約七成的重量，使得上下半身不平衡。因此，必須要扭曲腰椎取得平衡。而以這種姿勢長時間站立，就會使得骶髂關節挪移，骨盆歪斜。

在擁擠的車子中，無法取得自己想要的姿勢，不得不長時間將體重置於單側。車子搖晃及震動，對人體而言雖然是好的運動，可是對於承受體重側的腰椎而言，卻會造成不良的影響。

在人群中充滿著二氧化碳，對腰而言不是好的材料。所以即使是空的車子，如果必須立刻靠在門上或是柱子上的人，以及不將大腿岔開就無法好好站立的人就必須注意了。雪國的人大都腰痛，因為冬天常會以中腰的姿勢長時間剷雪，寒冷和重勞動工作，使得腰部受不了。

▼英國國旗捲的方法

首先將五公尺的小帶子，在腹部與臀部斜向捲成十字。這形狀與英國國旗類似，因此命名爲英國國旗捲。

英國國旗捲的方法是①臀部上抬，將帶子從後面繞到前面。②帶子在前面交叉，兩側好像勾住骼骨似的勒緊。③再繞到後面，最後將帶子交叉，在肚臍下打結。

先捲得用力些，五分鐘後就解開，反覆進行三次。

而腳從腳脖子到大腿根部也要進行〈綁腿捲〉。站立工作會使得腳不舒服，在職場工作要將帶子捲得稍微鬆一些，安靜的時候帶子會緊縮，而活動時帶子會伸展。藉著這個收縮、伸展動作，會產生唧筒作用，使腰部以下血液循環順暢、去除疲勞。

▼左右鐘擺法

站立工作的人，經常進行前傾運動（鞠躬），而很少做左右的運動。因此要綁著帶子，手插腰，不斷的以橢圓形的方式轉腰（骨盆運動）。左右各轉十五次較爲理想。

第2體操

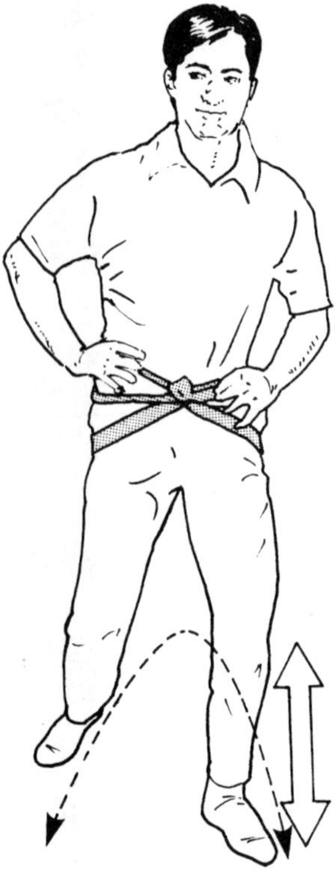

第3體操

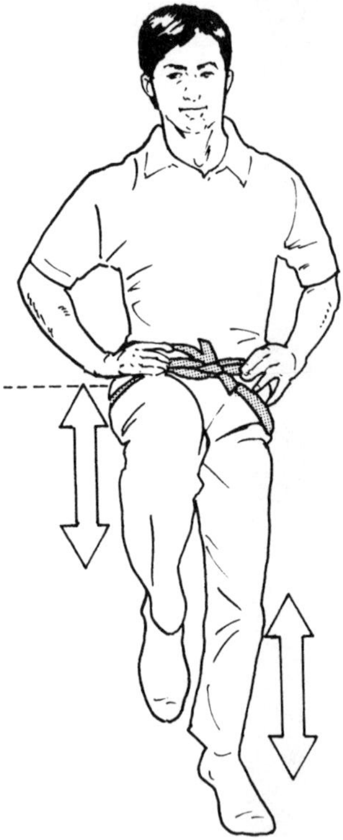

其次，將重心交互移到左右脚，膝彎曲成直角，
大腿上抬到腰的高度。左右脚各進行20次。

對於「站立工作」的疲勞具有最大效果

英國國旗捲

第 1 體操

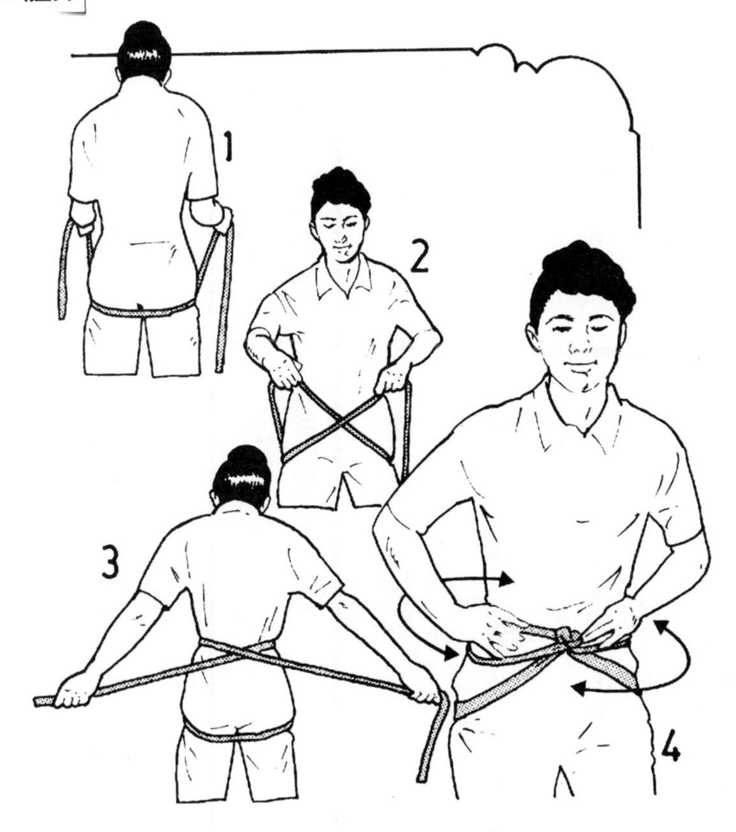

好像將臀部往上抬似的繞，交叉之後掛在腰骨上，後面也要交叉一次，最後在前面緊緊的固定。首先做轉腰運動。

其次，膝蓋不要打直，體重交換移動到左右腳後，立正，手插腰，膝彎曲成直角，將大腿上抬到腰的高度，單腳各進行二十次。

——這三種體操能調整骨盆的平衡，使得足腰的血液循環順暢，整個身體立刻覺得輕鬆。

向「辦公桌疲勞」說再見

——雙重束衣袖帶捲、想像吊環法

辦公桌最大困難，就是需要拱起整個背，如果椅子靠被緊貼著背部的話，就沒有辦法做辦公桌工作，坐在桌前上半身容易前傾。

最糟糕的是要維持一定的姿勢不動，因爲背骨（脊椎）會彎曲，而周邊的肌肉會被拉扯。

如此一來，就會變得僵硬、萎縮，而且背部酸痛、僵硬的肌肉壓迫血管，會導致上半身血液循環不良。

辦公桌工作，臉必須面對著桌子，頸部往前彎曲，因此背部的肌肉僵硬的情形更

如果以爲這是職業病而放棄的話就大錯特錯了

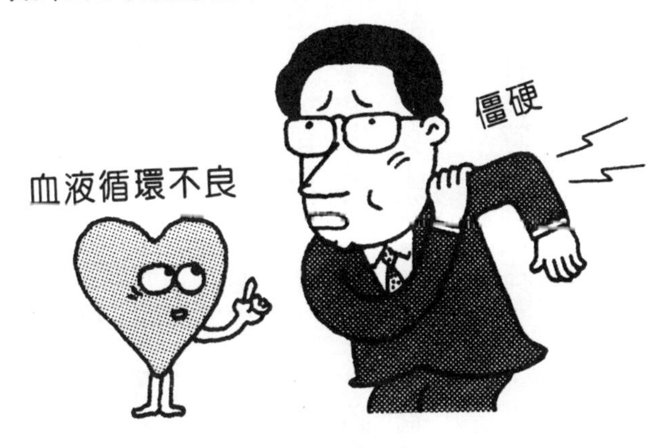

嚴重。

我們有點駝背，是因爲遠古的祖先，猿人時代就有這樣的遺傳，這是無可奈何之事。因爲我們是從四足步行變成站立步行，這種情況稱爲「生理的彎曲」，是有容許範圍的。這也是「正確的姿勢」之一。

問題就是，如果熱心在辦公桌工作，很容易超過了容許範圍。

尤其毛細血管的血液循環不良，非常可怕。

一般人談到血液循環，只會注意到主動脈或是大靜脈，但這只是送迎大量血液的單獨管道而已。人體中，各組織的細胞要得到新鮮氧和營養，必須由毛細血管發揮作用。

由一個如拳頭般大的心臟，藉著唧筒作用送出血液。

一分鐘大約跳動七十二下，每一次送出的血液通過主動脈，依序送往中小、細小以及毛細各血管。其中最重要的是與細胞直接交流的毛細血管，而毛細血管血液循環不順暢時，會使得上半身僵硬。

從背部到胸部，好像背著沉重的鉛一樣，會產生不快感，這也是工作旺盛的中高年上班族最多的症狀。

D先生（四十八歲）是情報科的科長，工作大半是製作文書，包括公司外用的宣傳文書，公司內的通知、情報雜誌和報紙等等。

這些要求集中力的工作，必須一心不亂。打好草稿之後，必須利用文字處理機將其打好，因此上半身僵硬。因爲經常使用手，手的過度疲勞使得手臂到背部出現僵硬。

而且長時間坐在椅子上，臀部受到壓迫，使得腰部的血液循環不良。

兩年前終於無法忍受背部和腰部的疼痛，每到傍晚工作結束之後，就會感到疼痛。雖然看醫師，但只是開止痛藥和胃藥而已。

也去按摩，但只有按摩時感到舒服而已。一到傍晚仍會疼痛，因緣際會到我這治療，因此我敎導他這個〈雙重束衣袖帶捲〉。

D先生每天花十分鐘將帶子捲在骨盆上，並仔細的做轉腰（骨盆運動），而且併用〈想像吊環法〉。半年後疼痛減輕，一年後復發，這卻是因爲經常出差造成的。又開始平控帶療法、骨盆運動，每天左右合計各做二百次，現在加班也覺得很輕鬆，臉色很好，不再焦躁。像以前早起只會說「好痛呀」，而現在他的妻子說：「完全不說了。」

▼雙重束衣袖帶捲的方法

準備長五公尺，小的平控帶，從肩膀通過腋下，在胸前勒緊。腰的部分，就是大腿根部採用過的雙重捲的方法。這方法對關節有效，可以使得背骨挺直。

捲的方法如下：

①將帶子的中央抵住胸部。
②通過腋下，在背部交叉之後再繞肩上。
③帶子好像用肩膀背著似的再繞道前面。
④再從腋下繞到背部再交叉。
⑤壓住骼骨（骨盆突出部分），從兩側通過股間，最後在大腿處綁住。

雙重束衣袖帶捲

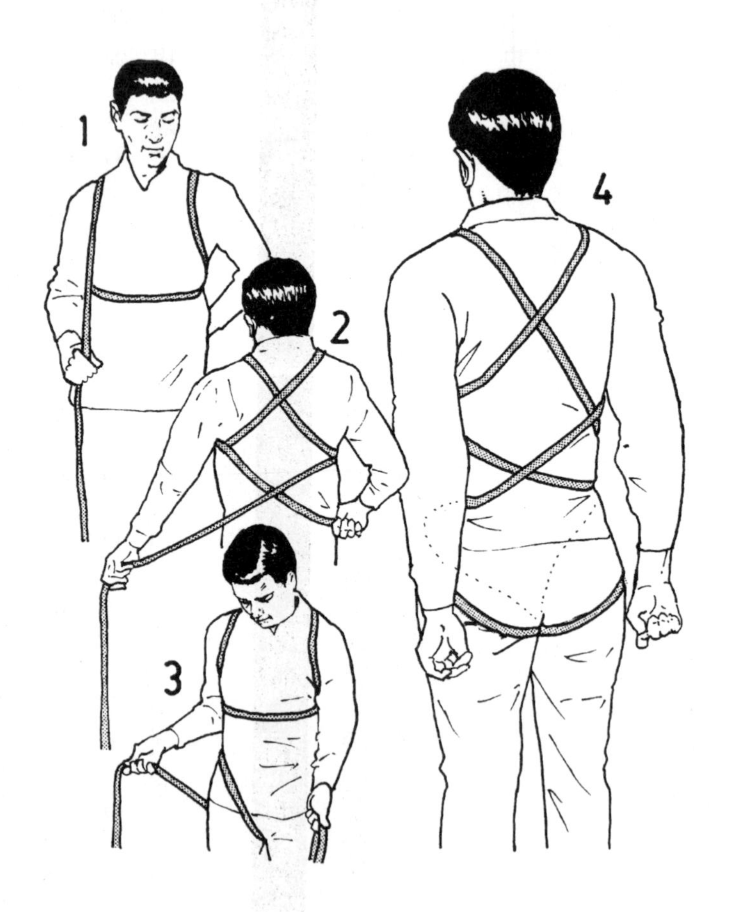

要捲寬鬆一些，一次捲30分鐘。每天進行30分鐘。

——從背後看起來，背部的部分就形成了雙重螺旋狀。要捲得寬鬆一些，不過一次要捲三十分鐘左右，對於挺直背肌、去除背部的僵硬和頸部酸痛具有速效。

可以在自宅進行，不過基本上最好是捲著帶子做骨盆運動。

▼想像吊環法

可以利用在職場的空閒時間來做。

做法很簡單。坐在椅子上，上身往前後彎曲、伸展，朝左右倒並轉腰。

在此必須注意，絕對不能夠採用淺坐或者是側坐的方式。這麼做不但沒有辦法產生效果，還會損傷腰。

往前傾時，雙臂伸直，努力搆著地面。往後仰時，雙手交疊，手臂拚命伸展。到達極限時，交疊的手翻過來。換言之，原本是手臂朝上，換成是手掌朝向天花板。

但是還有更有效的方法，就是〈想像吊環法〉。請想像一下奧運的吊環比賽。坐在椅子，雙手手肘朝左右張開，好像抓住吊環似的。

挺胸，雙臂用力，好像將吊環用力拉攏似的形成十字懸垂的形狀。

想像自己是體操選手，得到十分滿分的表演，這樣就能使得背骨用力，和普通的

想像吊環法

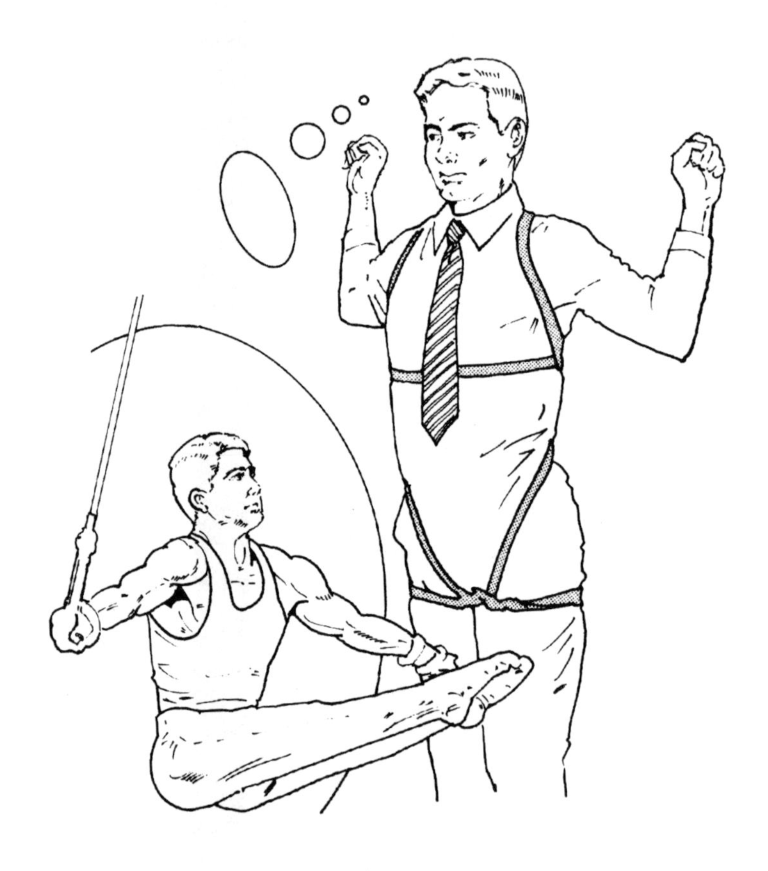

想像自己正在挺直背肌的做吊環運動，具有超群的效果。

伸展具有截然不同的效果。

使「宿醉」清爽
——胃袋捲、芋蟲扭轉上身法

●刺激肝臟活性化、刺激胸椎

宿醉是因爲肝臟分解不完的酒精，變成了不好的物質乙醛，釋放到血液中而引起的。乙醛會惡作劇，使得毛細血管痙攣，而知覺過敏的胃和腦會刺激神經，而導致胃悶和頭痛等不快感。

第一原因是喝得過多。但是你的肝臟一旦孱弱時，就容易引起宿醉。放任不管會使肝功能不斷的降低，最後就會變成肝病。

要儘早去除宿醉，可以使用平控帶的〈胃袋捲〉。將胃袋捲起，身體朝左右扭轉。其次趴在地上，在胃袋部分鋪上對摺的坐墊，保持這個姿勢，上身朝左右滾動。反覆做這個運動，帶子的打結處正好可以刺激第十胸椎。第十胸椎有支配肝臟功能的神經（腹腔神經節）通過，因此能使肝臟活性化，增強乙醛的解毒力。

一旦釋放到血液中循環體內，再回到肝臟的乙醛，利用肝臟加以解毒處理時間越短越好，宿醉可以迅速消失。

藉著刺激腹腔神經節，也能夠使得胃的毛細血管痙攣停止。與其說是停止，還不如說是因爲更大的刺激，使得來自乙醛的刺激暫時麻痺了。

這樣就能夠去除胃想吐的感覺，好像「以毒攻毒」的作法。而肝臟不斷發揮作用，擊退乙醛，能眞正治好宿醉。

而腎臟利尿作用旺盛，也是利用乙醛將其排出體外。不只如此，對於腹腔神經節的刺激，也使胰臟荷爾蒙胰島素的分泌旺盛。

胰島素會分解酒精的糖分，使血液中酒精濃度急速減少，效果倍增。

但是，最初如果太激烈的扭轉身體，會使得肌肉痛，要注意這一點。最初要利用反彈的方式慢慢的轉動，然後慢慢的加快速度。如果仔細進行二十、三十分鐘之後，症狀就會減半。

經常有宿醉毛病的人，主要原因是支配肝臟酒精分解力的第十胸椎有問題，而且情況非常嚴重。換言之，由於骶骼關節的挪移，使得骨盆歪斜，第十胸椎異常，而這時一定要進行根本的骨盆調整。

若忙得沒有時間的話，還是要熱心的做基本的骨盆運動，矯正骶骼關節較好。

▼胃袋捲方法

沒什麼困難，只要將帶子捲在胃袋的附近就可以了。如果擔心沒有抵住第十胸椎的話，帶子綁的範圍可以廣一些。準備三條小帶子，在胃的周圍，每間隔五公分捲一條，共捲三條，那麼一定會有一條確實的抵住第十胸椎。

▼芋蟲扭轉上身法

重要的是，最初做這些體操不要太劇烈的扭轉身體。先俯臥，將對摺的坐墊墊在胸下，以此為軸點，身體朝左右扭轉，看起來就好像芋蟲在扭動一樣。

進行這個體操十分鐘，然後站起來將上身朝左右大力扭轉，臉也要一起轉。藉著反彈大幅度擺盪，好像可以看到自己的背部一樣。

但是，這時不能光是脖子反彈而已，如果只有脖子扭轉，上身沒有扭轉的話，有可能會引起揮鞭式損傷症，最好是挺胸從胸開始扭轉。

關於宿醉的情況，最好在事前做好預防工作，避免宿醉。我的宿醉擊退法只是緊急避難法而已。

急性酒精中毒是因為一口氣喝了大量的酒，肝臟無法應付而造成的休克狀態。喝得過多，不但會損害肝功能，會使得胃壁直接受損。

尤其像伏特加等烈酒，會強烈刺激、損傷胃壁。在空腹狀態下喝酒，會使胃黏膜穿孔，造成胃潰瘍。

喝酒之前最好事先喝點牛乳或是乳酪，讓胃壁形成脂肪膜，或吃大量的下酒菜。但是過度暴飲暴食，對身體也不好。

有時一邊喝酒，一邊深呼吸也是很好的方法。理由就是能夠藉著攝取大量的氧，使得酒精快點氧化，成為二氧化碳排出體外。

然後就是繞肩膀。活動肩胛骨使得胸部大幅度展開，有助於氧的流入。不只如此，因為是自然挺胸的動作，所以會使姿勢良好。

平常喝酒會保持前傾的姿勢，大多駝著背喝酒。但是只要背骨挺直，就可以矯正自律神經的混亂。上廁所時，在廁所裡繞繞肩膀也是防止宿醉的方法。

說到上廁所，絕對不要驕傲的說：「我不會一直跑廁所的。」這是錯誤的方法。

消除「宿醉」

胃袋捲、芋蟲扭轉上身法

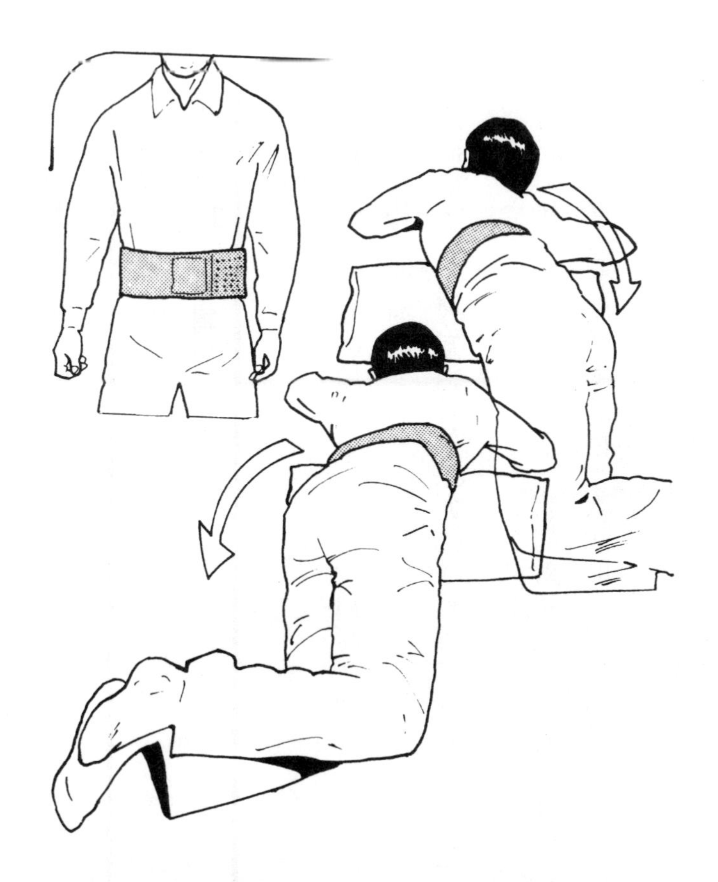

將帶子捲在胃袋附近，俯臥，使用對摺的坐墊墊高胸部，以胸爲軸朝左右扭轉十分鐘，就能夠消除胃噁心的症狀。

不但不該感到驕傲，還應該趕緊到廁所去小便。因爲如果酒精一直停留在體內的話，自己的肝臟功能會停頓，而且會有宿醉的現象發生。

與「肩膀、頸部酸痛」無緣

——降落傘捲、繞肩膀

●酸痛的秘密在於「胸鎖關節」

中高年人八成都有肩膀、頸部的酸痛煩惱——而這個肩膀、頸部的酸痛，看醫師也治不好，按摩也只是暫時緩和疼痛而已。

要去除肩膀、頸部的酸痛，一定要知道其眞正原因才行。其秘密就在於「胸鎖關節」的挪移。

肩膀由四個關節所構成，其中最重要的就是這個胸鎖關節，也就是掌握了活動上肢的關鍵。因此，就好像腰痛是由骶骼關節的挪移引起的一樣，肩膀、頸部的酸痛是由胸鎖關節的挪移所造成的。

一般來說，肩膀、頸部的酸痛有很多，因爲工作採取勉強的姿勢、手和手臂的發麻、骨盆的歪斜、睡眠不足導致的頭腦疲勞，以及酷使眼睛導致眼睛疲勞……這些複合因素造成胸鎖關節挪移。

這時會變成何種情形呢?使胸鎖關節保持平衡的肩胛骨周邊肌肉，因爲被拉扯而變得僵硬、萎縮。因此胸大肌、胸小肌、背闊肌、前鋸肌，尤其是從頸部到肩膀的斜方肌會僵硬。

僵硬之後血液循環不良，肌肉沒有辦法得到新鮮的營養，變得更僵硬，成爲肩膀、頸部酸痛的眞正原因。因此，要去除肩膀、頸部的酸痛，就必須要矯正胸鎖關節的挪移。

肩膀可以進行朝前、後、左、右，進行三六〇度的旋轉，自由活動這肌肉需要大量的能量。

能量必須經由血液中運送的氧和糖分燃燒的營養來補充。血液循環不良時，氧和糖分不足，使得能量不足。肩膀、頸部的酸痛，就好像是肩膀、頸部的肌肉發出「給我更多的氧和糖分」的哀嚎一般。

不光是氧和糖分的不足而已，當血液循環停滯時，肩膀肌肉內產生的乳酸和老廢物就會被回收。

就好像是連清潔隊都罷工一樣，只有污濁的血液和老廢物積存而已。

這就是所謂的「瘀血」狀態。就好像戰國時代被敵人攻城的城中，飲食被封鎖，只有排泄物積存的情況。

因此，要矯正胸鎖關節的挪移，促進血液循環，就能去除肌肉的僵硬，使其變柔軟。即使採取勉強的姿勢，肌肉也能柔軟的應對。四十肩、五十肩的情形也是如此，都是由於三角肌的僵硬引起的。因此無法繞肩，肩膀無法上抬。

手臂的扭力也非常弱，因此手臂稍微被扭了一下，就會大叫「好痛呀」。

特別是使用手和手臂的神經，佔了大腦指令的三分之一。人從四隻腳變成雙腳站立時，就能比其他動物活用幾十倍的手。但是如果胸鎖關節挪移時，即使大腦發出再多的指令，手和手臂依然無法聽從指令活動。

這些肉體疲勞（肌肉疲勞）形成精神疲勞（神經疲勞），使得頭腦焦躁。因此不可以輕視肩膀、頸部的酸痛。

原本年輕的血液循環旺盛，肌肉富於彈性，因此，一般人認爲與肩膀、頸部酸痛無緣。但是最近發現二十歲層也有肩膀、頸部酸痛現象。所以不管是幾歲，胸鎖關節都可能挪移。過了三十歲之後，就眞正的進入了中高年的行列了。

▼降落傘捲的方法

這個捲法能夠一口氣「進攻」（三點補強）肩膀、背部、腰部，是非常好的方法。捲法如下：

①將帶子的中央抵住背部，兩端從腋下繞到前面，然後掛在肩上。
②接著再從肩膀通過背部，在肩胛骨之間交叉，用力拉緊。
③再繞到前面，在腹部上面交叉。
④臀部上抬，帶子繞到前面固定。

——可以使用五公尺小型或中型的帶子，捲的方法要鬆一點，但是使用的時間要長一些，大約一次五～十分鐘。解開之後休息五～十分鐘再捲，再持續五～十分鐘。習慣之後直接捲著不要拿下來。

此外，治療肩膀酸痛還有〈雙重束衣袖帶捲〉的方法。方法如下：

將二公尺大型或中型的帶子打結成圓形，帶子繞成8字，右手臂通過圈從背後背著。重點是要拉扯手臂根部的帶子，變成雙重帶子。

——重點在手臂的根部，以及頸部的中間部分。換言之，肩膀酸痛部位與腋下直

與「頸部、肩膀的酸痛」無緣

降落傘捲

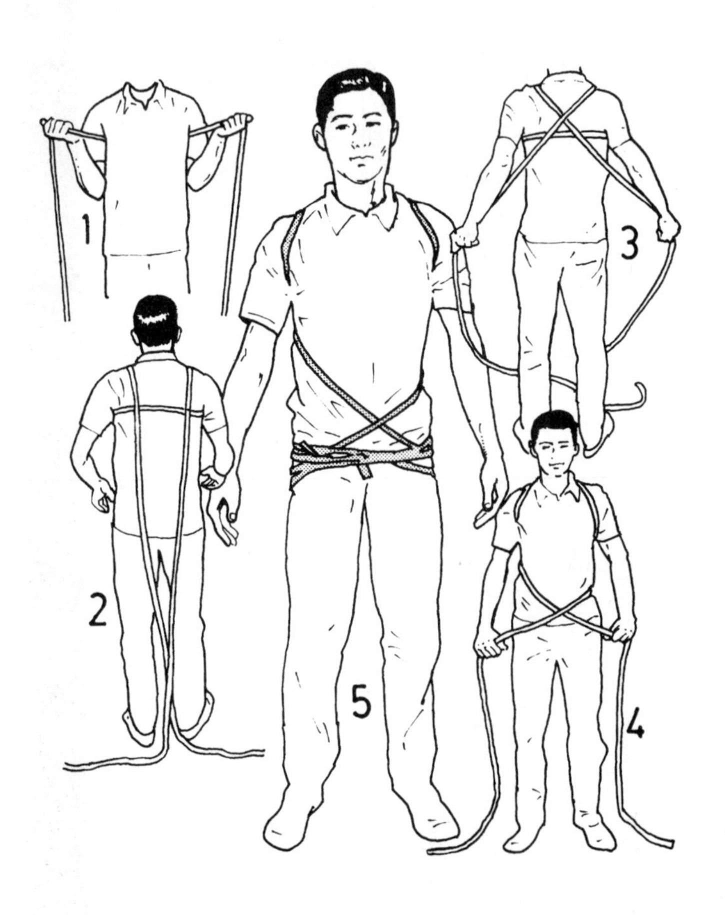

帶子交叉時先拉緊刺激肩、背部、腰，1次5～6分鐘，解開後休息5～10分鐘，反覆進行。

接連結。這樣就能刺激流經腋下的重要血管（腋下動脈），使得肩膀血液循環順暢。

▼繞肩法

①先要做基本的〈骨盆運動〉，進行腰的橢圓旋轉。慢慢的往左右各轉五次，當成一套，總共進行三套。以力量由弱到強的方式繞之。

②雙手插腰，反覆做前屈、後屈的動作，但是要慢慢的做，各做五次，總計做兩套。

③上半身慢慢的往左右倒，左右各做三次，共做兩套。

④腳打開半步站立，兩膝併攏，雙手壓住膝，不斷的旋轉，左右各十次，總計兩套。

⑤右手抵住左肩下方，五根手指豎立，用力朝左斜上方推，同時繞左肩。這樣就可以直接刺激胸鎖關節，前後各五次，當成一套，每天反覆進行五套。

⑥同樣的用左手按右肩下方，以同樣的動作繞右肩。這個運動可以使引起挪移的胸鎖關節恢復到正常狀態。

繞雙肩時，在胸的中央上端聽到喀嘰的聲音，就表示你的胸鎖關節已經恢復到原

與「頸部、肩膀的酸痛」無緣

雙重束衣袖袋捲、繞肩運動

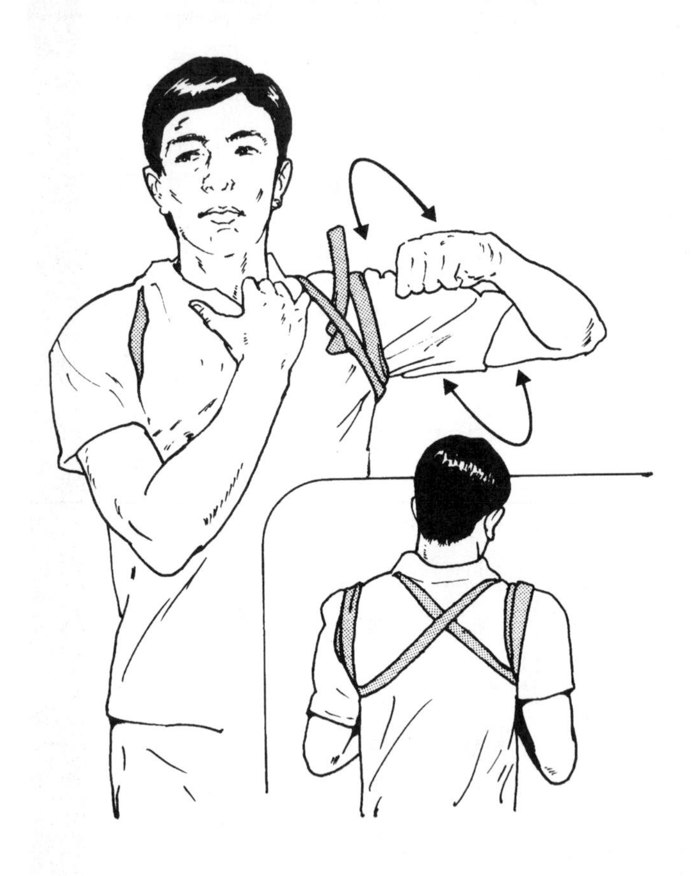

肩膀維持綁著帶子的狀態，用右肩按壓胸鎖關節（鎖骨的突出部），慢慢繞左肩。右肩也以同樣的方式來進行。

與「頸部、肩膀的酸痛」無緣

仰躺繞臂

——適合四十肩、五十肩的人

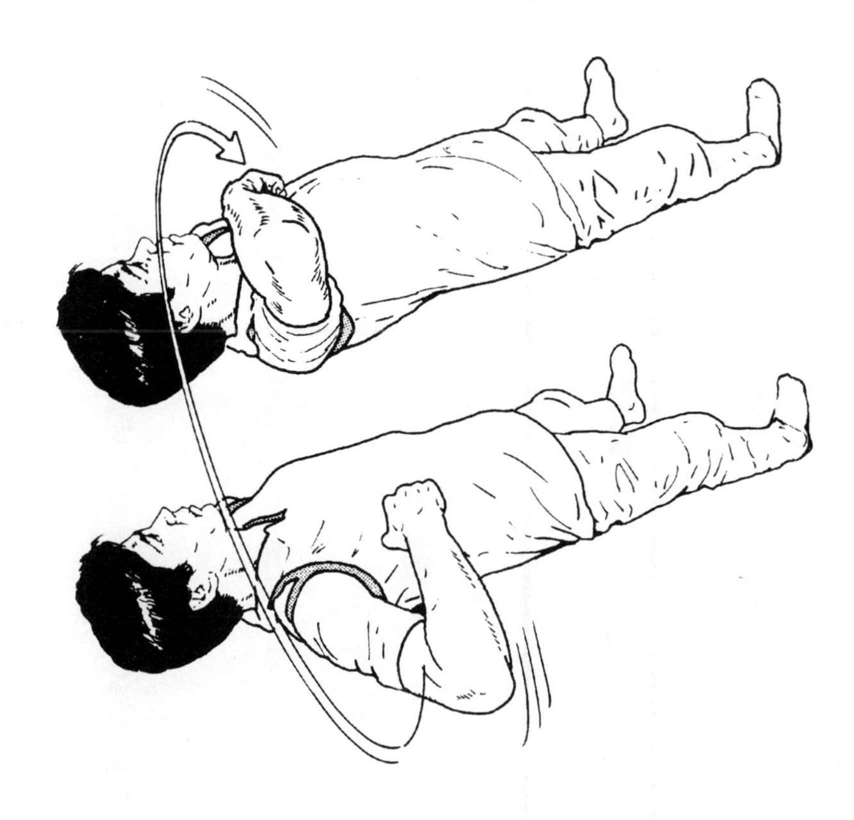

無法繞肩膀的人，仰躺，手臂從後面往前移動時肩膀就輕鬆多了。

來的狀態了。

（註）這個繞圈運動在沒有綁帶子時也可以做，在車站的月台或是職場的辦公桌前，也稍微花點時間來做吧。

已經出現四十肩、五十肩的徵兆，無法做手臂上抬動作的人，可以先做以下的〈仰躺繞臂〉。

仰躺，手臂慢慢的從後面朝前側繞，這時肩胛骨會充分活動。此外，和先前同樣的，右手抵住左肩下，左手抵住右肩下，可以刺激胸鎖關節。

重點是，要很有耐心的反覆進行一百次以上。

消除「登山疲勞」的方法
——腳跟捲、耙子捲、搖動腳脖子法

●全身疲勞與脚底的鍛鍊有關

聽到「體操」，大家想到的可能就是學校體操或是瑞典體操等。瑞典體操做起來

非常吃力，尤其三十五歲以上的中高年人恐怕跟不上。關於這一點，平控體操就非常輕鬆了。不必特別決定時間或次數，想做時就可以做。

當然要基於過去的經驗，對照症例選擇「有效的方法」。但是，必須要和自己的「疲勞度」商量，以優閒輕鬆的心情來做，這點非常重要。否則疲勞的身體變得更疲勞就沒有意義了。

關於平控帶捲也是同樣的情形。雖然說橡皮帶捲伸縮自如，可是綁得太緊的話會造成反效果。

「老師，我綁了帶子，但是爲什麼最近總覺得腳麻，痛得受不了呢？」

有人曾對我這麼說，結果發現他的帶子捲得太緊了。這些人希望能早點治好疾病，太過於焦躁，結果綁得太緊，鬆綁之後自然這些症狀都消失了。即使平控帶對身體很好，但是不可以焦躁，捲得太緊會造成血液循環不良。平控帶原則上如果短時間進行時，要綁緊一些。如果是花較長的時間來進行的話，就要綁得鬆一些——不過這只是大致的原則而已。

在可以進行的時間範圍內，毫不勉強，耐心的持續下去，才能夠增大效用。此外，如果捲得比較鬆的話，就要使用較長的時間。

但是，不能一直捲在那兒不放。捲了之後，啪的放鬆，會產生所謂的唧筒效果。秘訣就是捲了之後鬆開，鬆開之後再捲……反覆進行。

最重要就是不可以鬆懈，要養成一種習慣，這種心態很重要。

談到爬山，經常爬山的人，血液會積存在腳而變得浮腫、疲勞。要去除疲勞，或是避免疲勞的最好方法就是〈腳跟捲〉與〈腳、耙子捲〉。對於腳的寒冷、疲勞、腳沉重、腳底疼痛……等症狀都有效。

每天反覆捲，同時做運動，甚至連香港腳都可以治好，眞是不可思議。

腳的老化是指整個腳與各關節有關的肌肉萎縮、僵硬的狀態。一旦肌肉萎縮、僵硬時，周邊血管、神經受到壓迫，功能變得遲鈍，失去彈性。

一旦腳孱弱，下半身過度用力的話，連上半身都會遭殃。

摩擦頭皮時，腳底會有麻麻的感覺。摩擦腳底，頭皮也會移動。人的身體從頭頂到腳趾，有一直線的神經連結，因此，強化腳底就可以預防整個身體的疲勞。

▼腳跟捲、腳・耙子捲的方法

〈腳跟捲〉是將兩公尺中型或小型帶子，捲在腳背和腳底，並在腳跟捲好幾次，

消除「登山疲勞」的方法

腳跟捲

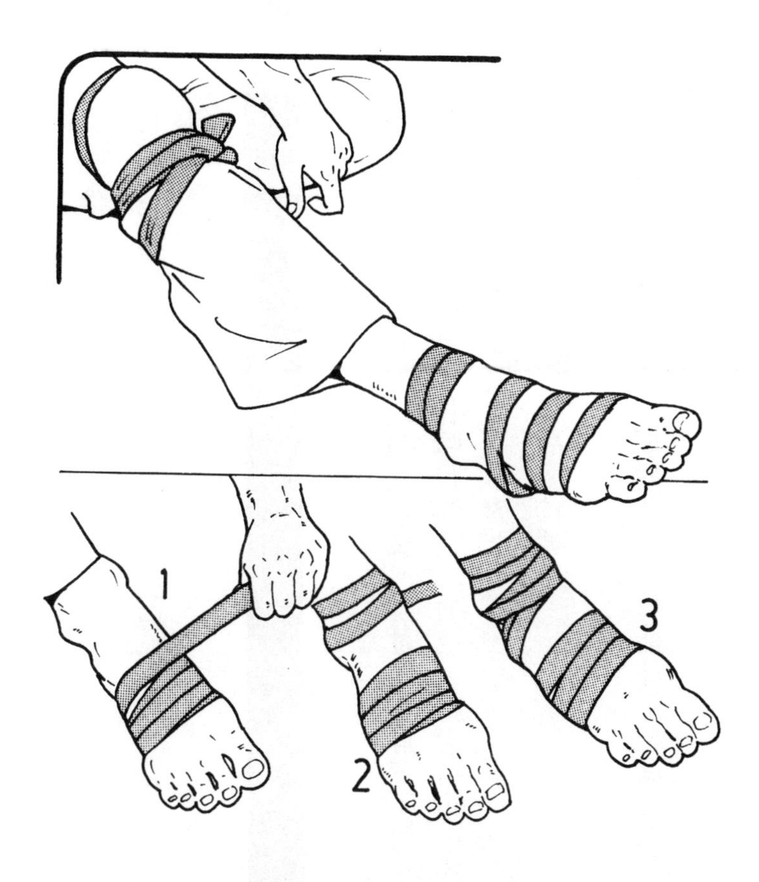

捲在脚背、脚底和脚跟，能夠促進脚的血液循環。
而且脚也感覺變輕了。

最後捲在腳脖子上牢牢固定。

〈腳、耙子捲〉則是讓帶子通過趾縫間，然後掛在腳跟上（參考四十四頁）。剩下的帶子則從腳背繞到腳底綁緊。

可以採用任何一種捲法，或是兩種都試試看，選擇自己最喜歡的方法。補強方法則要加上二十三頁的〈綁腿捲〉更為萬全。

▼搖動腳脖子法

①搖動腳脖子法

仰躺，腳跟著地，腳趾好像鐘擺擺動似的朝左右倒，並注意腳脖子不可以用力。在公司進行辦公桌工作時，可以脫掉鞋子，將腳跟貼在地面上，腳尖抬起、放下，腳尖往內、往外繞，接著腳尖貼於地面，腳跟上抬、放下。

這樣就能使腳脖子的肌肉、關節柔軟，去除腳的疲勞。

②放下膝法

仰躺，單腳豎立。而沒有豎立的腳，膝不要彎曲，儘可能往上抬高。而放下時好像腳往前方踢出似的放下雙腳，交互進行。

消除「登山疲勞」的方法

搖動腳脖子法

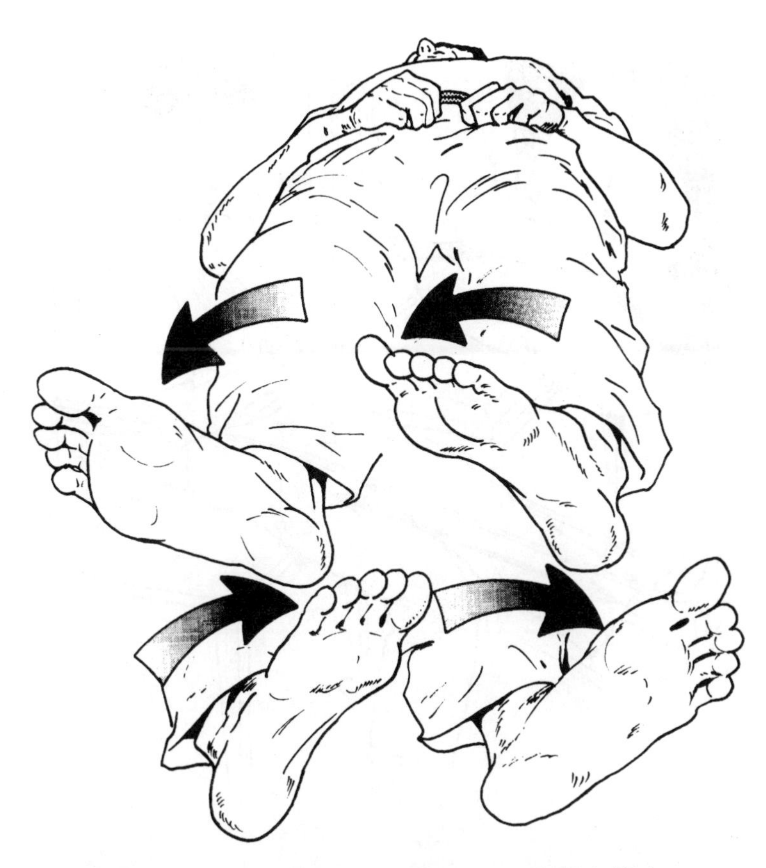

將腳跟置於地面，腳脖子不要用力，將腳尖朝左右擺動。也可以進行綁腿捲。對於從腳開始的老化有效。

腳掛帶法

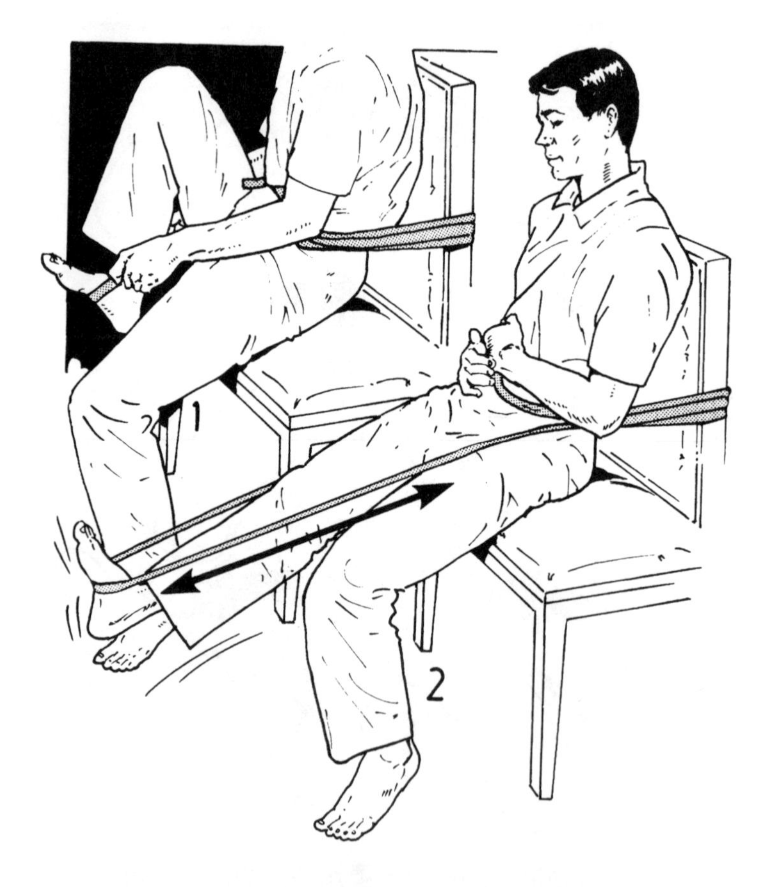

將帶子勾在腳跟與椅背上，利用帶子彈力，即使坐在辦公桌前也能強化脚。

③脚掛帶法

坐在椅子上，保持膝儘可能抬高的位置。將帶子掛在腳跟和椅背上，利用帶子的彈力，腳不斷用力的往下放，直到腳跟搆著地面爲止。能夠自動強化腳脖子、膝以及大腿，在公司裡沒有人察覺到時就可以進行。

「網球肘」者的福音

——橫8字形捲、胸鎖關節刺激法

●先使動作輕鬆再治療

頭一次拿著網球拍的人，深受網球的吸引，拚命的揮拍……就會發現手肘疼痛，尤其女性較多見。

雖然手肘和手腕向肩膀發出求救信號，但是這時已經來不及了。

慣用右手者的右臂和慣用左手者的左臂，因爲暫時劇烈酷使手臂，所以對肩膀造成負擔，一旦胸鎖關節挪移就糟糕了。肌肉就會腫脹、僵硬，而手肘關節扭傷，非常可怕。

不只手肘疼痛，泡澡時甚至無法擰毛巾，接電話時聽筒卻掉了下來，握著個人電腦的滑鼠，而手肘卻無法動彈。

去除網球肘的疲勞，可以採用〈橫8字形捲〉、〈指十字捲〉、〈束衣袖帶捲〉三點進攻法，同時治療手肘、手腕和肩膀（胸鎖關節）。

爲什麼平控帶療法能夠有效的消除身體的疲勞呢？爲各位敘述一下原理：

①矯正關節效果

人類關節在突然緊綳，朝前後左右移動時，具有挪移的關節會回到原先正確位置的性質。放鬆平控帶之後，因爲周邊肌肉的活動增大而發揮了作用。

②促進血液循環效果

平控帶收縮時，會使血液循環暫時停止，同時可以擠出組織細胞的異物。相反的，如果帶子伸展時，血管大幅度的張開，新的血液一口氣流入組織細胞，就會發生與心臟的唧筒作用類似的功能。

而且平常無法得到充分血液的微細血管，藉著這個強大威力，也可以使得血液流入微細血管中。血液送達身體各個角落，也能夠去除沉著在血管內的膽固醇等老廢物。

疲勞的身體現在最需要的四大平控帶效果

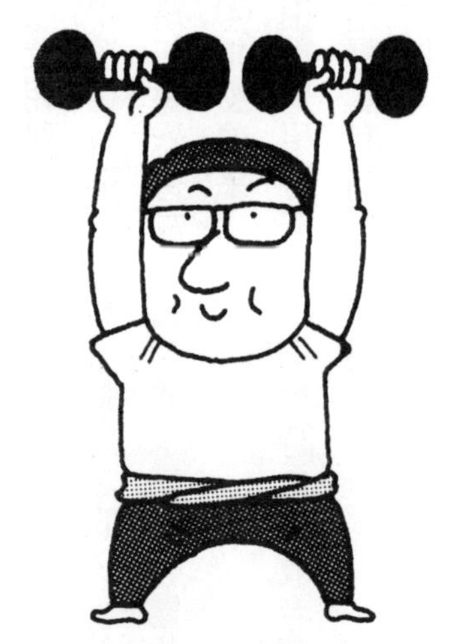

代用肌肉效果

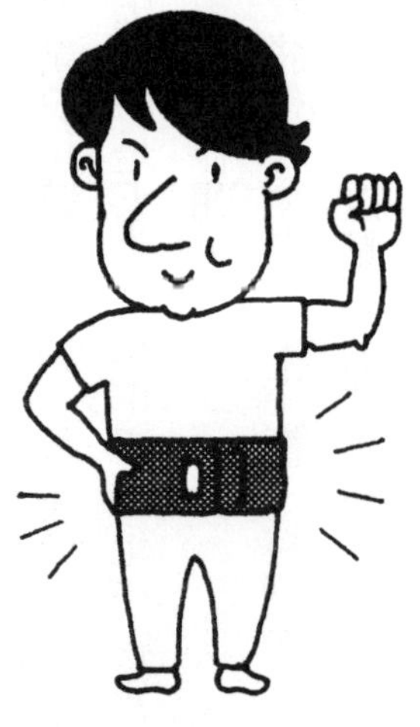

矯正關節效果

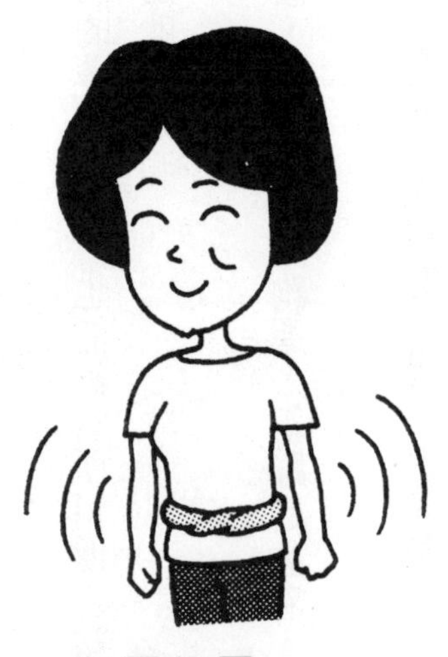

指壓效果

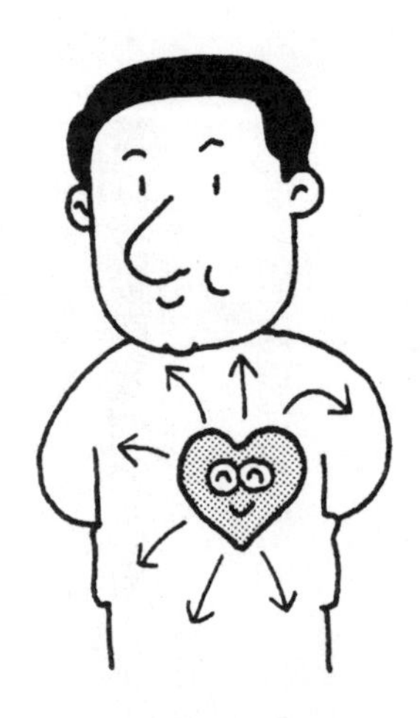

促進血液循環效果

③代用肌肉效果

平控帶有彈力，藉著彈力之賜，就算肌肉的彈力降低，也能夠有所幫助。綁緊帶子走路，會覺得腳上抬、放下變得輕鬆的理由就在於此。

④指壓效果

指壓是用力按壓，按壓時會驅散老舊血液，而放開時能夠進入新鮮的血液。平控帶與指壓具有同樣的效果。

——使用一般的帶子，也可以得到這種促進血液循環的效果。但是帶子沒有彈性，因而不能捲著帶子工作或是打高爾夫球。很多人因爲這個問題而找我商量，我想到的就是使用橡皮帶，只要花點工夫就產生了這個平控帶。橡皮具有最高的彈力，而彈力就是拉扯時會伸展，放手時會縮回來的力量。

生橡膠是天然素材，不是化學物質，因此，就算直接接觸我們的肌膚，也不會出現過敏等副作用。

我將帶子命名爲「平衡、控制帶」，簡稱爲平控帶。能夠矯正身體的各種異常，控制平衡——這是命名的由來。

換言之，越是將平控帶捲在身體上，身體就會產生好像安裝了第二、第三人工心臟一樣的效果。

而且不需要什麼特別的運動，坐著、站著或是伸懶腰以及回頭看時，這些日常動作都能完全發揮「心臟」的作用。

上班族或ＯＬ，因爲要通勤，經常要走到車站。坐在擁擠的車上晃動，到公司或職場站著或坐著，電話響時伸手去接，在不知不覺當中就可以進行平控帶的伸縮，使得血液循環旺盛。

家庭主婦只要按照平常的方式做家事就可以了，「人工心臟」能默默的發揮作用。而自營業者，例如，美容師，也可以持續平常的工作。

當時的活動很輕鬆，而且不知不覺間，疼痛和症狀也都治好了，眞是有「一舉數得」的作用……這就是平控帶效用的秘密。

基於同樣的原理，也可以去除打網球時的疲勞。

▼橫8字形捲、指十字捲、上半身捲的方法

首先使用〈橫8字形捲〉。將橫8字形帶穿過過度使用的手臂上。橫8字形帶就是帶子捲成十字時，儘可能不要產生奇怪的瘤或是扭曲，是由我自己下工夫想出來的

「網球肘」者的福音

橫8字形捲、拋肘運動

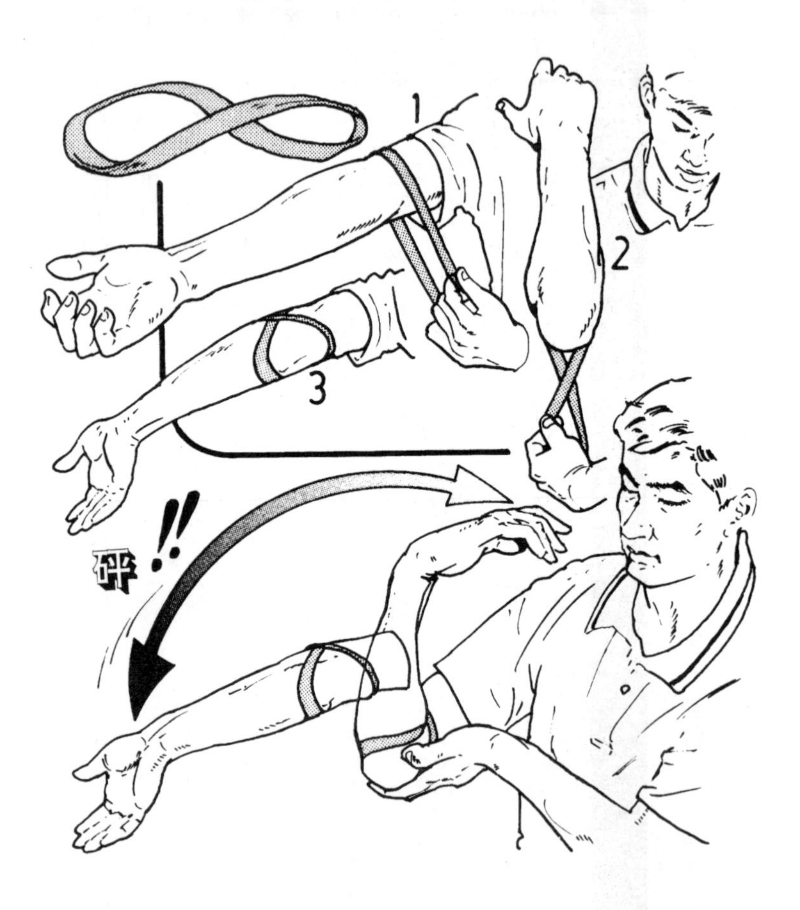

用另一隻手支撐捲上橫 8 字形捲的手肘。彎曲手臂直到手能夠搆到肩膀爲止。手肘利用反彈力砰的拋出。

方法。就好像橫8字的圈一樣，不管旋轉幾次，帶子和帶子交叉的部分都非常的平坦。因此，就算捲在衣服下也不會突出來或產生違和感。其次，直接拉起帶子，將手套入環中，好像用兩條帶子夾住手肘一樣，將帶子在手肘內側交叉。

——只要這樣就好了。因爲會刺激到直接產生疼痛感的手肘周邊，所以在運動中使用也有效。

其次是〈指十字捲〉。同樣的讓橫8字形帶一邊通過手腕一邊扭轉，同時勾到食指上，在手背形成十字。

最後是〈上半身捲〉，（參考九十八頁）能夠使得上半身柔軟。

▼胸鎖關節刺激法

①胸捲大型帶，上身朝左右擺盪。在這個運動中，可以使得挪移的胸鎖關節回到原先正確的位置。

②帶子進行〈束衣袖帶捲〉。（參考三十四頁）握住帶子的兩端，而握住帶子的拳頭按在胸前，身體朝左右扭轉。這個運動可以使得上半身柔軟，驅除背部的僵硬。

③手肘置於膝上，放鬆手臂的力量。彎曲手臂，直到手指可以碰到肩膀狀態。做

「網球肘」者的福音

上半身捲、胸鎖關節刺激法

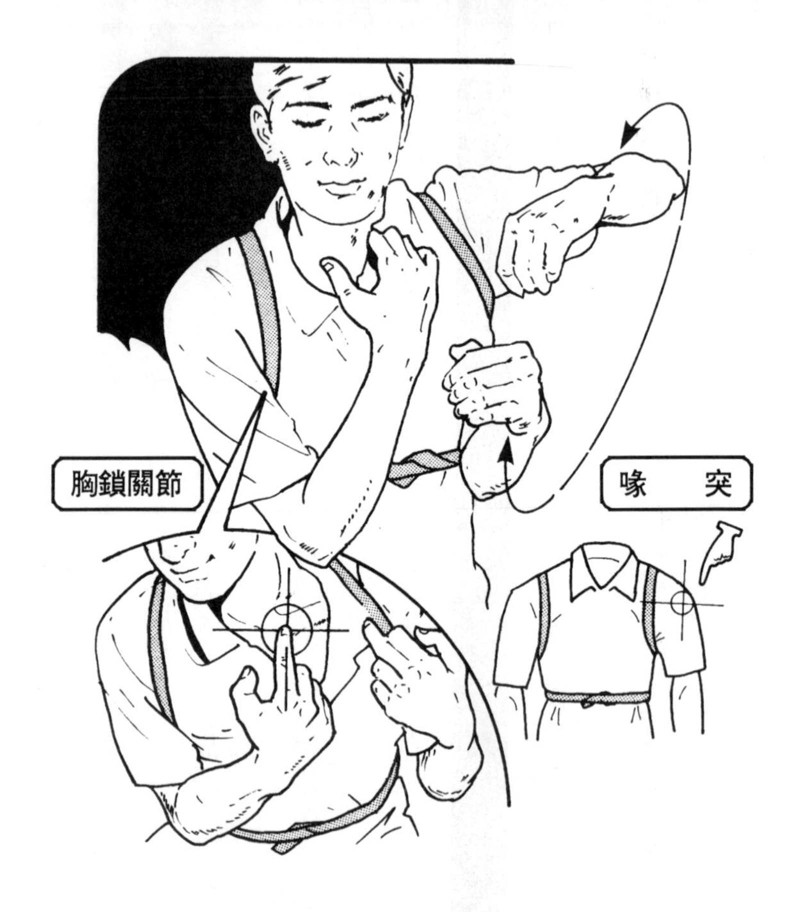

用手按壓胸鎖關節，同時相反側的手臂朝外側繞。也可以按壓喙突（肩胛骨的突起處）。進行上半身捲，促進上半身柔軟，對於去除背部的僵硬有效。

兩次暖身運動，第二次手臂拋向前方，砰的拋出產生反彈（拋肘運動）。這樣子就能使得肘關節挪移，恢復原狀。

④最重要的體操，就是手掌按壓胸鎖關節以及喙突附近，朝外側不斷的轉動。喙突是肩胛骨的突出處，將肩膀上抬時，手就可以摸到了。喙突經由胸鎖關節，接受大腦指令，是控制手臂活動的重要部分。

⑤仰躺，手上抬、放下的〈放下帶法〉，具有意外的效果。放鬆腋下、手肘及手的力量來進行，是去除手肘疲勞最簡單的方法。

治療「高爾夫腰」
——三角雙重捲、脫力屈伸法

●容易被忽略的閃腰

在綠草地中呼吸新鮮的空氣，打高爾夫球對身體而言是非常好的運動，但是另一方面「我好像得了高爾夫腰，平常沒什麼異常，但是揮桿時卻覺得疼痛。」有這種感覺的人增加了。

爲什麼會產生高爾夫腰呢？

這是因爲慣用右手的人，由右往左揮桿。慣用左手的人，由左往右揮桿造成的。像棒球，右手投、左手打，或是左、右手都能打球的人……會有左、右手都能併用的人，但是打高爾夫球卻沒有這種左、右開弓的人。尤其是眼前有樹木，或是從右邊怎樣都無法打到，必須從左邊打的人，這只不過是緊急的措施而已。和棒球左右開弓的選手，意義完全不同。

打高爾夫球並不像棒球，沒有「如果是左手打者，到達一壘位置的距離比較短，因而比較有利」這種理由，因此右手打者就是右手打者，一生都不會改變。

因爲不論是用左手或右手打的高爾夫球員，只能進行「單側」運動。由右往左、由左往右，只能進行同樣的運動（腰的扭轉與旋轉）。經常朝著一定方向。因此，腰左右的平衡失調，骶骼關節也會挪移，這是因爲只有單側加入異常力量而造成的。

這些人骨盆並未歪斜，因此，只有打高爾夫球的時候才會產生疼痛。如果連骨盆都歪斜了，就會眞正有腰痛的毛病了。所以高爾夫腰只是腰痛的前身而已，非常的危險。並沒有察覺到這一點而骶骼關節挪移的人，會使得眼睛看到球的位置和眞正的像

治好「高爾夫腰」

三角雙重捲

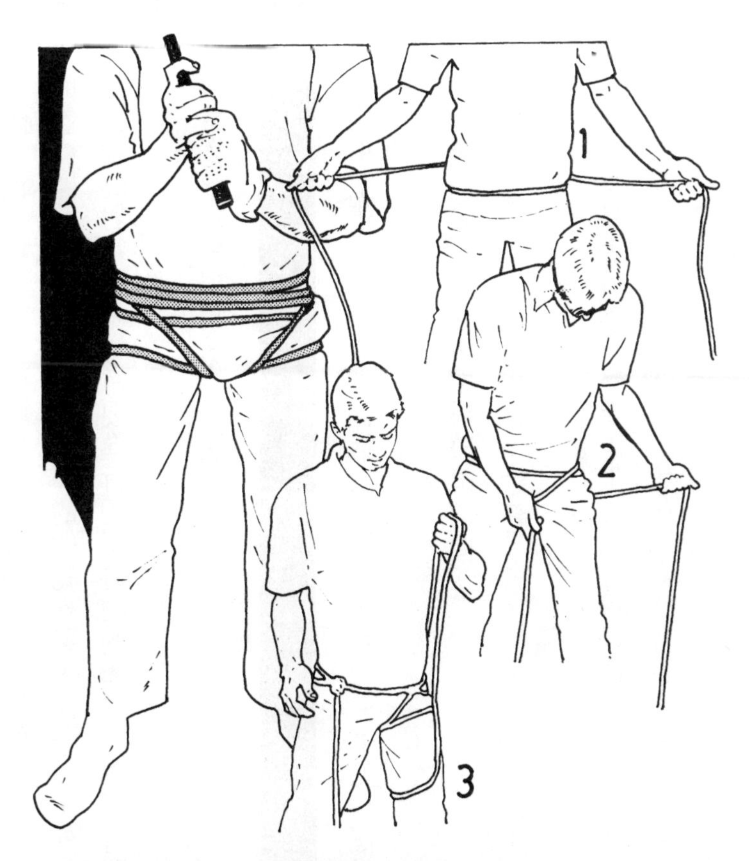

將帶子捲在骨盆，好像勒緊腹股溝部似的進入股下捲大腿。好像將臀部上抬似的，帶子帶到前方，然後捲在腰上。捲好之後，打高爾夫球就會覺得很輕鬆了。

之間產生微妙的誤差，因此沒有辦法完全擊中球，沒有辦法有很好的演出。

如果是這種程度的骶髂關節挪移，並沒有疼痛的知覺（警告信號），外表上根本看不出來。所以，高爾夫腰的對策就是經常要進行相反方向的運動，右打者要進行由左往右轉腰的訓練。

這時使用〈三角雙重捲〉的平控療法能迅速出現效果。

▼三角雙重捲的方法

①將帶子（五公尺的小型帶子）抵住骨盆突出的部分（髂骨）下方一個拳頭的位置捲起來。

②然後將帶子從前面繞過股下，從後面再繞道前面。

——這是普通的三角捲，而〈三角雙重捲〉（參考九十一頁）則是——

③從這開始再繞到大腿捲一次。

④臀部上抬往前繞，在骨盆上方固定（多出來的部分可以捲在腰上）。

——女子高爾夫球選手岡田美智子，就是因爲在比賽時會裹著帶子，所以得到了優勝。

▼脫力屈伸法

(1) 基本骨盆運動

高爾夫腰最重要的就是使用平控帶的骨盆運動。腰的轉動要慢而大，這時要注意，一旦肩膀用力，腰就無法轉動，與繞肩不同。有的人不是轉腰，而是繞肩，這樣無法產生眞正的效果。

次數的標準是早晚兩次，左右各進行六十次。但是，健康狀態較差或是老人，一次只能左右做十下。

如果沒問題的話，在不勉強的程度慢慢增加次數，重點是要每天持續。

(2) 脫力屈伸法

①名稱好像很困難，但是作法卻很簡單，只要站在那兒，靠著柱子屈伸膝就可以了（參考九十四頁）。

②其次，抬起的膝好像鐘擺般左右擺盪，秘訣是儘可能打開。光靠這些體操就可以使得骶髂關節輕微的挪移恢復原狀。事實勝於雄辯，可以嘗試一下。

治好「高爾夫腰」

脫力屈伸法

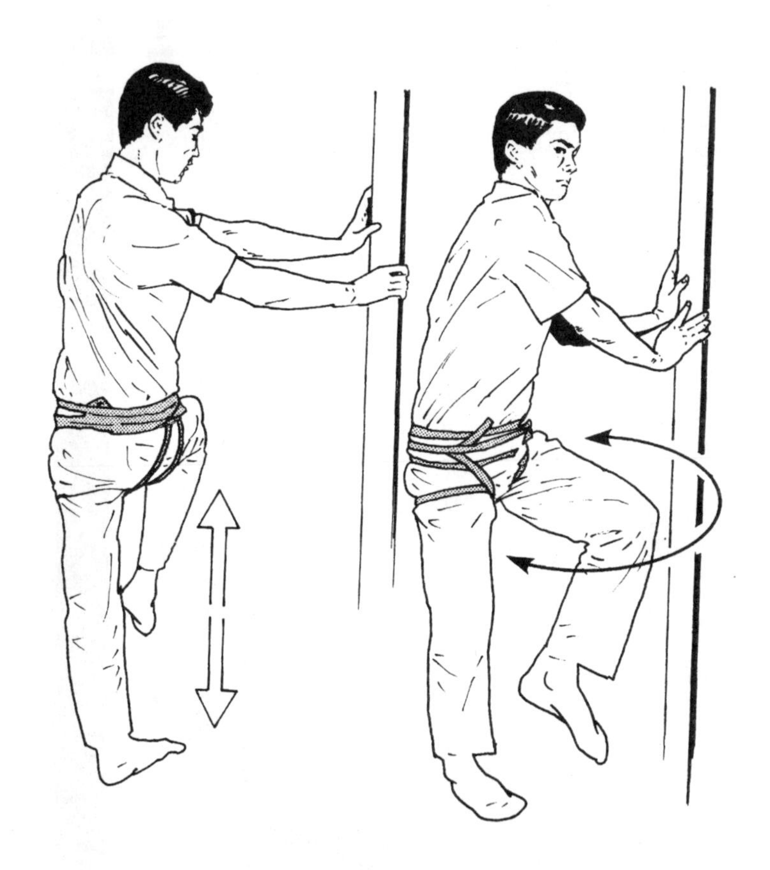

扶住柱子等單膝上抬放下。其次上抬的膝好像鐘擺似的朝左右用力擺盪，就可以使輕微的髂腰關節挪移的現象恢復正常。

第 2 章

使疲勞、衰弱的神經恢復元氣

▼茫然、食慾不振、眼睛疲勞……不快症狀立刻消失

擊退「頭腦的茫然」

——扇形捲、擺頭紅娃娃法

●刺激自律神經，提升頭腦的運轉

「總覺得頭腦茫然，眞奇怪。」

「缺乏集中力，在開會時發呆，被董事責罵。」

下班之後，在辦公街的餐廳裡經常聽到這樣的談話。

最近掀起了右腦旋風，經常聽人說：「想要提高集中力，要鍛鍊右腦。」「要進行冥想。」「要進行印象療法。」

冥想的確能夠有效的放鬆心靈，印象療法最近在運動世界非常流行。想像自己在頒獎台的最高處得到金牌的情景……。

不過不論是冥想或印象療法，遺憾的都無法去除「頭腦茫然」。因爲「從心臟到頭的血液循環不良」，這是肉體生理學上的理由所造成的。換言之，並不是靠「心理問題」就可以解決。

血液循環不良，使得腦細胞功能遲鈍，在第一章主要介紹的是去除「肌肉」疲勞的方法，而本章則主要爲各位介紹去除「精神」疲勞的方法。

我們身體傳達情報的神經，有的可以靠我們的意志力來驅使，有的則不行。不能靠我們意志力驅使的叫自律神經，譬如，心臟跳動的調整，以及控制在血管中流通的血液量，都是自律神經的功能。

人體血液據說爲體重的十三分之一，體重六十五公斤的人，在體內大約有五公斤的血液循環。而這個量如果要完全循環全身的話是不夠的，因此，由自律神經自動發揮作用，有時不需要活動的血管就會收縮，暫時停止血液的供應。現在旺盛活動的部分，則可以集中進行血液循環。

例如，用餐時，我們的頭不太會運轉，因爲這時自律神經必須從休息的頭腦，將大量血液移動到正在進行消化活動的胃袋中。

雖然沒有用餐，但是經常頭腦茫然，這就表示自律神經異常了。這時必須刺激自律神經，使得頭的血液循環順暢。

自律神經分爲交感神經與副交感神經。交感神經稱爲「緊張型神經」，具有使心跳加快、腦血管收縮的作用。而副交感神經則稱爲「休息型神經」，具有抑制心臟跳動、擴張大腦血管的作用。

頭腦茫然就是交感神經功能過敏所造成的，原因是壓力。感受到憤怒或焦躁時，就會分泌降腎上腺素荷爾蒙。而感覺恐懼、煩惱不安時，就會分泌腎上腺素荷爾蒙。根據動物實驗顯示，獅子在攻擊獵物時，會分泌降腎上腺素。而兔子被敵人追趕時，會分泌腎上腺素。

不管是哪種荷爾蒙，都會給予交感神經強烈刺激，因此到達腦的血管收縮，腦的血液循環不良。我們並不是在平常就能夠抑制焦躁或憤怒的聖人君子，所以，必須要經由體外進行能夠抑制交感神經作用的平控帶療法。

有效的方法就是〈上半身捲〉和〈扇形捲〉。

▼在上半身捲、扇形捲的方法

平控帶療法的目標，就是利用平控帶壓迫這個交感神經（自律神經）的基軸脊髓部位，然後放鬆。藉著這個部位刺激，去除交感神經的緊張。

可以進行〈上半身捲〉（參考八十八頁）。做法是——

擊退「頭腦茫然」

扇形捲

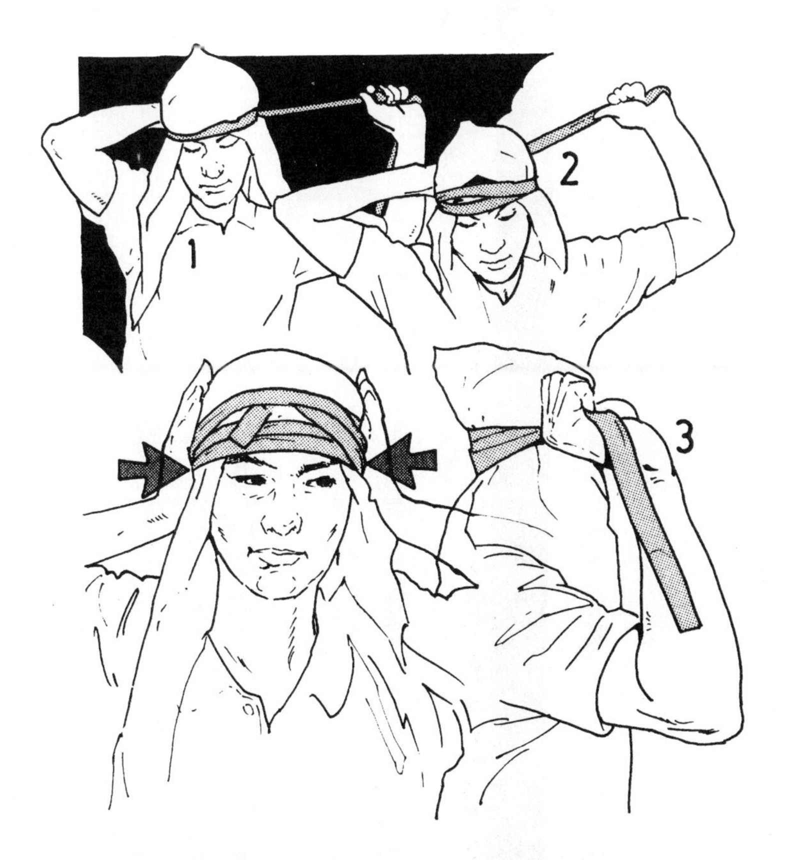

將帶子捲成扇形，不要因爲頭髮而使帶子鬆脫，因此最好墊毛巾。用帶子緊緊壓迫頭2～3分鐘之後鬆開。這個刺激能使頭的血液循環順暢。

①帶子抵住背部，繞到前面。

②從腋下通達肩膀再繞到背部。

③帶子在肩胛骨與肩胛骨之間交叉，捲在腰上固定。

其次使用兩公尺中型帶，進行〈扇形捲〉。這樣可以去除頸部僵硬，使得後脖頸柔軟，具有去除頭部血管收縮的效果。同時刺激頸椎和胸椎，尤其可以驅散第一、第二頸椎的瘀血，捲法如下：

①從額頭朝向後脖頸根部，從水平慢慢朝斜線捲。

②最後抵住第一、第二頸椎。捲好之後從側面看，就好像兩個扇子相連的樣子。

③將雙手手掌突起的部分抵住顳部，用力按壓。

▼擺頭紅娃娃法

刺激頸部肌肉非常重要，擺頭運動可以使得頸部肌肉溫暖，心情放鬆，去除交感神經的緊張。同時擴大血管，促進血液循環。

①雙手在胸前交疊。

②手（手背）抵住自己的下巴下方。

③以下巴爲支點，脖子朝左右擺動。

——這樣就能促進頭的血液循環。肩膀和脖子不需要用力。如果有的人過度用力進行這個擺頭體操，那就危險了。

頸椎是非常微妙的器官，頭的重量全靠脖子來支撐，因此，一點點毛病都可能引發大事故。

而這個方法，雙手具有避震器的作用，所以沒有危險。此外，也不用擔心頭的重量形成惰力，而擺盪幅度過大。不光是往左右倒，雙手變成槓桿，繞下巴也可以。繞下巴的話，脖子必然也會跟著繞。

④其次，用雙手拉著雙重帶子的兩端，正中央抵住後脖頸後方的陷凹處，直接斜向交互拉，同時左右擺盪。

——一連串的擺頭體操和會津名產紅娃娃的擺頭動作非常類似。

頸椎有七個，附屬於頸椎的橫突有孔，有血管通過其中，將血液送達腦。一旦送達腦細胞的血液量減少時，腦細胞無法順暢發揮作用。

只要血液能夠隨時供應頭腦，就能消除頭腦的茫然，隨時產生好的構想。大家都

擊退「頭腦茫然」

擺頭紅娃娃法(2)

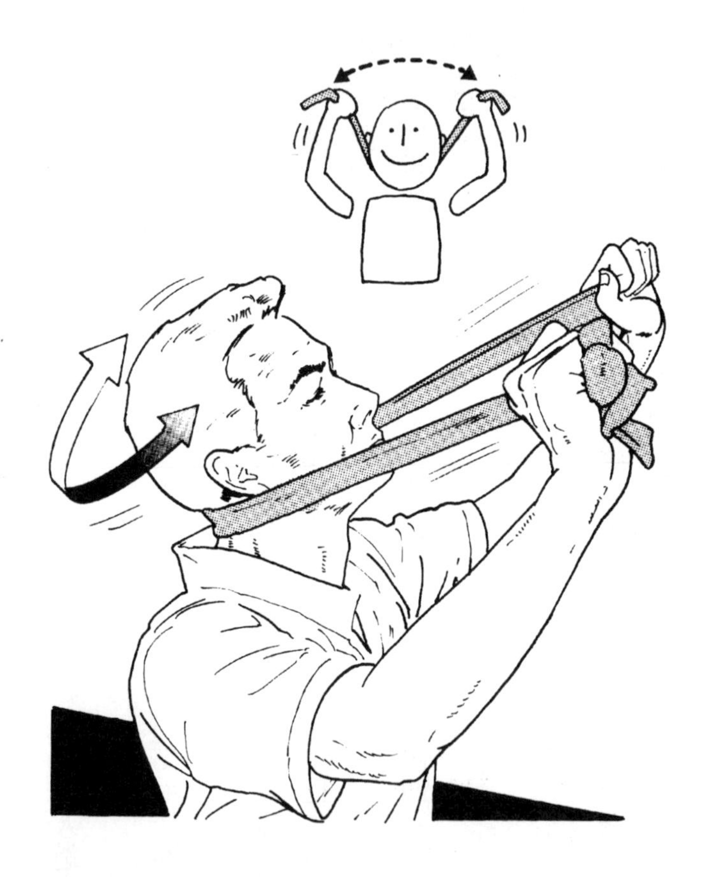

將捲成雙重的帶子兩端抓著，正中央抵住頸部後方（後脖頸）。朝斜側面左右拉，同時脖子朝左右擺盪加以刺激。

擊退「頭腦茫然」

擺頭紅娃娃法(1)

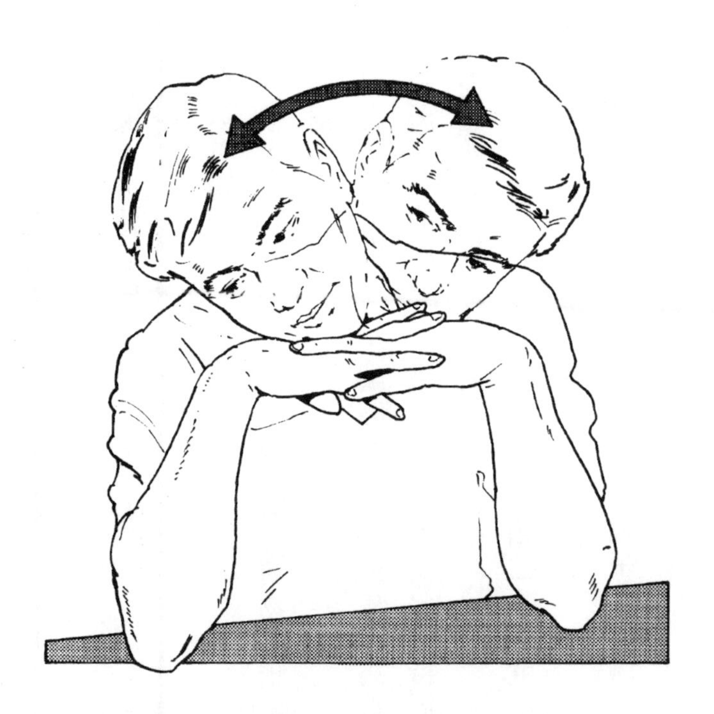

手肘撐起，下巴擺在交疊的手掌上，脖子朝左右擺動。刺激頸椎，促進頭的血液循環。

會說：「呀！你的頭腦眞靈活呀！」

「暈車」時
——肝臟捲、扭轉上身法

●暈車構造事實上在於肝臟

防止暈車時，大家會依賴市售的暈車藥，但是西方醫學藥物的化學物質，一定會有副作用，因此我不相信藥物。

人類原本就有靠著自己力量治療疾病或失調的能力。而治療疾病首先需要的不是手術刀或是藥物，而是本身所具有的生命力。來自這個生命力，維持健康體的力量稱爲——自然良能，是根據醫聖西波克拉提斯的命名而來的。

換言之，健康就是所謂的「自然良能力能夠發揮的作用」。也就是①全骨骼的位置正確。②神經正常發揮作用。③血液順暢流通——的狀態。

暈車在這三項條件當中，與②的神經有關。自律神經平衡失調，交感神經獲勝時，肝臟疲勞刺激集中於此。最弱的是被攻擊的部分，而乘坐的交通工具的震動，對這部分會造成不良影響，而產生想吐的感覺。一旦有過這種經驗之後，每一次坐車都會覺得不舒服。這就是帕布洛夫的狗，條件反射的原理。

這時，肝臟和腦神經的共同作業，就病理方面而言，並沒有什麼不良之處。因此，只要抑制交感神經的緊張，就能夠痊癒。

▼肝臟捲的方法

對肝臟要使用兩公尺的大型帶子。

①從背部通過腋下，繞到胸前。
②然後帶子與帶子之間不要有任何縫隙，再捲一次。
③在其下方再捲一次，變成三重捲。

▼扭轉上身法

捲好三重的肝臟捲之後，上身朝左右扭轉。

如果自己辦不到，可以請別人幫你按壓背骨。雙手拇指從腰部附近，將背部兩側往上壓，再拉回到肩胛骨下方。一套進行三次，一共進行三套。

感覺「暈車時」

肝臟捲、扭轉上身法

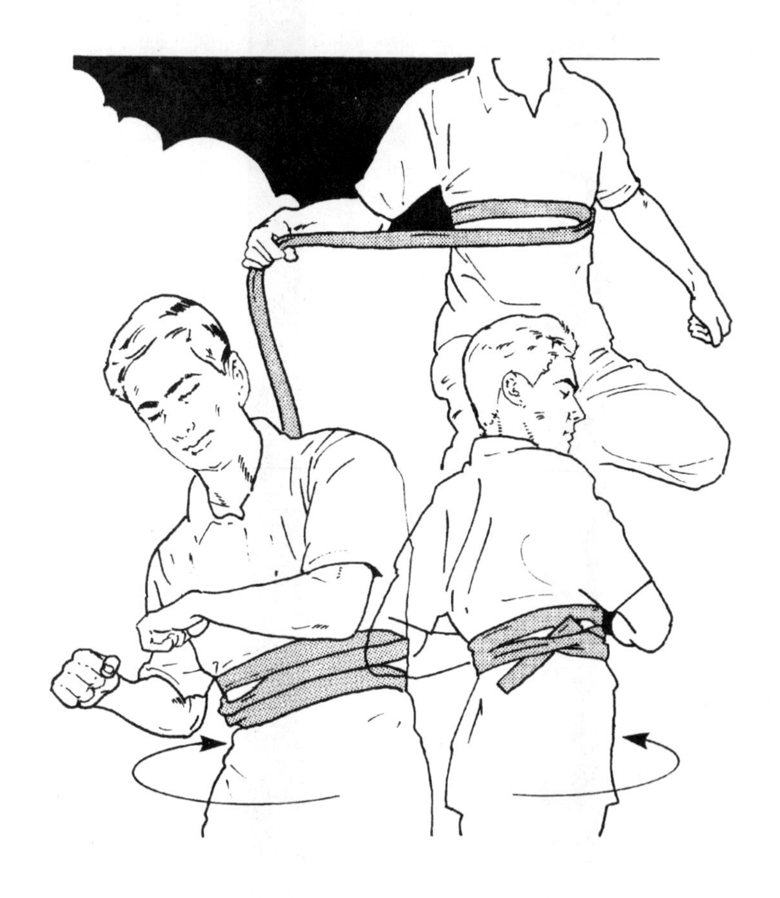

肝臟部分用帶子捲成三層，上身朝左右扭轉，給予刺激。

脱離「食慾不振」——雙重吊衣袖帶捲、胃袋運動

●使唾液、胃液分泌順暢的雙重效果

通常人體是不需要計算營養或計算熱量的，如果神經機能正常的話，身體本身就會要求身體所缺乏的營養素，自然會想要吃含有這種營養素的食物。

因此，我們不需要去學習食物療法。計算「蛋白質有熱量多少？碳水化合物熱量多少？脂肪和維他命是這樣的……需要的鈣質是幾公克……」，沒有人可以因爲採用這種攝食的方式而得到健康。

健康的身體，首先是口中有唾液在等待。唾液中含有殺菌劑及消化酵素。唾液大量分泌，食物進入ㄩ中咀嚼時，唾液混合食物，進行第一次的消化。

然後再由口腔將信號送達到胃袋「就快送到你那兒去了」，這時胃袋立刻產生胃液，等待食物的到來。這是第二次消化。

眞好吃、眞好吃……食物發出聲音，走向消化之路。養分從小腸進入肝臟、血

液、肌肉，這才是眞正的攝食方法。所以想吃什麼就吃什麼，不用擔心肥胖的問題。

食物會成爲血和肉，而食物是由身體自由選擇菜單。雖然說帶血的牛排很好，但是連吃三天也會吃膩。

這時身體就會對腦耳語「今晚想吃一些好吃的醃黃蘿蔔、清爽的茶泡飯」。很自然的就想吃這種東西。人類身體的構造非常精巧。

但是，還是有人缺乏這種絕妙的構造，無法產生唾液或胃液，即使食物進入也無法好好消化。

當然缺乏食慾就好像不得不把食物呑到肚子裡去似的，不管吃什麼都不覺得好吃，出現偏食的現象，以致營養不均衡。這些人早起時會覺得非常疲累。

有人甚至嚴重到「睡覺都覺得疲累」，無法好好的工作或是努力用功。

這種「食慾不振」的原因有兩點：第一就是自律神經失調，交感與副交感神經的平衡失調。

促進唾液分泌，掌管讓食物消化吸收的胃腸蠕動運動的，就是副交感神經。當副交感神經功能遲鈍時，立刻陷入食慾不振的現象。

另一個原因就是骶骼關節的挪移所造成的。當右邊的骶骼關節混亂時，右側腹部受到壓迫，而右肋骨下方的膽囊也受到壓迫。

等到受壓迫時，膽汁分泌不順暢，吃了油膩的食物都會覺得胃不消化，吃東西就會想吐，這就是食慾不振。

這時使用平控帶療法，非常有效，能夠使副交感神經發揮作用，矯正骶骼關節的挪移。

先談到副交感神經。

使交感神經發揮作用的荷爾蒙是降腎上腺素。而降腎上腺素系的荷爾蒙分泌過多時，會使血液中膽固醇值、血壓上升，阻礙體內各種荷爾蒙的功能。

另一方面，使副交感神經發揮作用的荷爾蒙是乙酰膽鹼。當交感神經力量強大時，乙酰膽鹼分泌不順暢，因此，只要抑制交感神經時，乙酰膽鹼大量分泌，就能夠去除食慾不振的現象。

話題似乎有點扯遠了。像年輕時的豐臣秀吉，就經常吃「尾張味噌」（三河味噌）。

尾張味噌就是一〇〇%大豆做的豆味噌，不使用米麴或麥麴，只使用豆麴製造出來，也就是所謂「貧窮人」的食物。當時米和麥是貴重品，庶民的主食是小米和稗子，會在味噌湯當中放一些小米和芋頭莖、白蘿蔔葉等來吃。

雜煮小米味噌，再配上菜碼很多的味噌湯吃。

事實上，秀吉當然不知道，這個豆味噌當中含有增強副交感神經作用的乙酰膽鹼，因爲他只能吃這種食物。由於乙酰膽鹼之賜，秀吉一生都沒有食慾不振的現象。

食慾與取得天下……看似好像完全無關，但事實上卻有很大關係。信長、秀吉、家康是戰國的英雄，但是他們都是出身於尾張、三河等豆味噌的名產地，這難道是單純的巧合嗎？

▼雙重吊衣袖帶捲的方法

參考五十八頁。

①帶子從肩膀吊起，通過腋下在胸前紮緊。而腰的部分則是大腿根部進行雙重捲，用來保護股關節。

②從背部看起來，形成雙十字的螺旋狀。

③不要捲得太緊，但是一次要捲三十分鐘，這樣可以刺激脊髓，調整自律神經。

▼骨盆運動、胃袋運動。

①骨盆運動

要改善骶骼關節的挪移，需要做骨盆運動體操。如果腰能夠捲上平控帶，就更有效了。

這時骶骼關節的調整最重要，所以要捲兩條帶子。

首先按照平常方式捲一條，換言之，從骨盆突出部算起距離一個拳頭下方的位置。而另一條則是往下挪移，貼於大腿根部，捲在股關節突出部分。

②胃袋運動

胃袋周圍捲平控帶（寬的帶子比較方便），然後正坐，雙手握拳置於膝上，身體朝左右倒或扭轉，各五次爲一套，總共進行三套。重點是扭轉身體時，重心一定要移動到扭轉側。

脫離「食慾不振」

胃袋運動

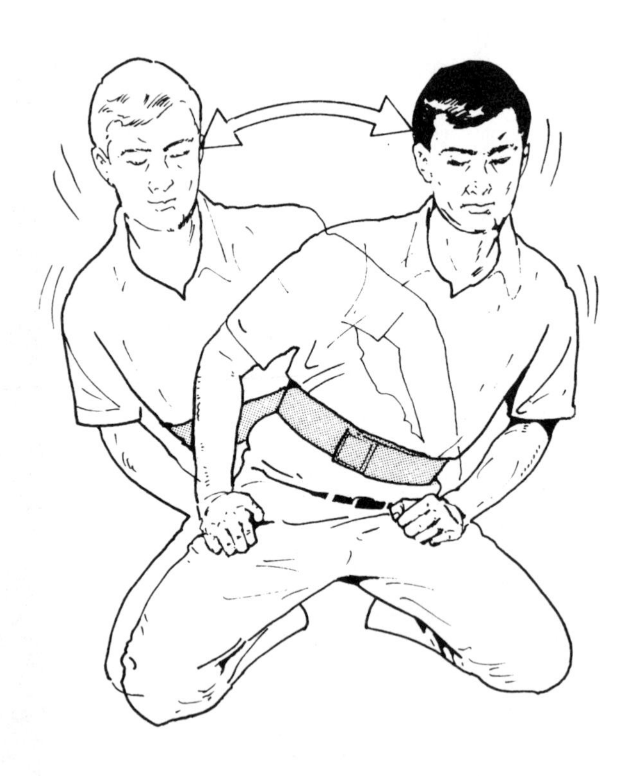

將帶子捲在胃袋周圍，正坐。雙手握拳置於膝上，朝左右移動重心。

去除「個人電腦工作」的眼睛疲勞

——扇形捲、按壓眼球、敲打太陽穴法

●補充眼睛能量最好的方法

E女士（三十六歲）雖然年輕，卻是優秀的股票營業員。這個工作需要幾乎整天盯著電腦畫面，以及股價板、匯率板。

股價不斷的變動，不光是國內，連世界貨幣價格的變動都必須要注意，因而會酷使眼睛。使用眼睛後，爲了反覆讓自己理解而過度使用腦神經，使得眼睛更容易疲勞。

這種由於「個人電腦工作」造成的眼睛疲勞，基於血液循環理論，使用平控帶療法就能減輕症狀，理由如下：

標準上，人類體內有大約體重的十三分之一，也就是五～六公升的血液。血液中含有維持生命力必要的物質。

血液從頭頂到腳趾，不斷的循環，由動脈將新鮮的營養和氧送達體內各細胞，而

老廢物則從靜脈回收，回到心臟。

肺吐氣放出二氧化碳，而小腸接受營養的補給，腎臟過濾老廢物，形成尿液排出體外。

肝臟分解蛋白質和脂肪，讓體細胞容易接受。而成爲熱量源的碳水化合物，則會變化成葡萄糖等糖分，使新的細胞再生。

接下來的構造就是「新陳代謝」。新陳代謝旺盛的，就是健康的人。

在這一連串循環當中，眼睛是人體諸器官當中，最需要大量能量的器官之一，因此，一定要經常將足夠的血液供給眼睛才行。其證明就是眼睛的脈絡膜遍布著毛細血管，只有不斷的大量供給氧和營養，才能夠忍受過度使用眼睛。

但是，毛細血管受到壓迫，血液循環不良的話，眼睛能量不足，就會感到疲勞，最後就會引起近視、遠視、老花眼、閃光……視力障礙。

爲什麼會引起血液循環不良呢？

因爲頸椎將新鮮血液，送達眼睛毛細血管的「血液管道」的本管，會通過第一條頸椎，因此，當第一條頸椎挪移時，通達眼睛的血管受到壓迫，血液循環受阻——就會造成這種現象。

那麼，第一頸椎挪移的原因是什麼呢？

簡單說明一下。看個人電腦畫面時會前傾，不知不覺中就會造成下巴突出的不良姿勢，頸椎無法負荷。

或者是本人並沒有察覺骨盆的骶骼關節挪移，也會造成姿勢不良。

這時如果併用前篇所介紹的〈雙重束衣袖帶捲〉，則從頸椎到到肩、胸椎、胸鎖關節、骨盆、股關節全部都能夠治療。

▼扇形捲的方法

請考九十九頁的做法。將兩公尺中型帶子按照纏頭的要領，先水平再慢慢斜向的捲在頭上，最後要牢牢的捲在第一頸椎上。

用力捲好之後再放鬆，要仔細反覆的進行。由於頭髮容易滑落，所以最好墊毛巾或是帶著游泳的橡皮帽子較容易捲。

▼按壓眼球、敲打太陽穴法

參考一一六頁。

消除「個人電腦工作」的眼睛疲勞

按壓眼球、敲打太陽穴法

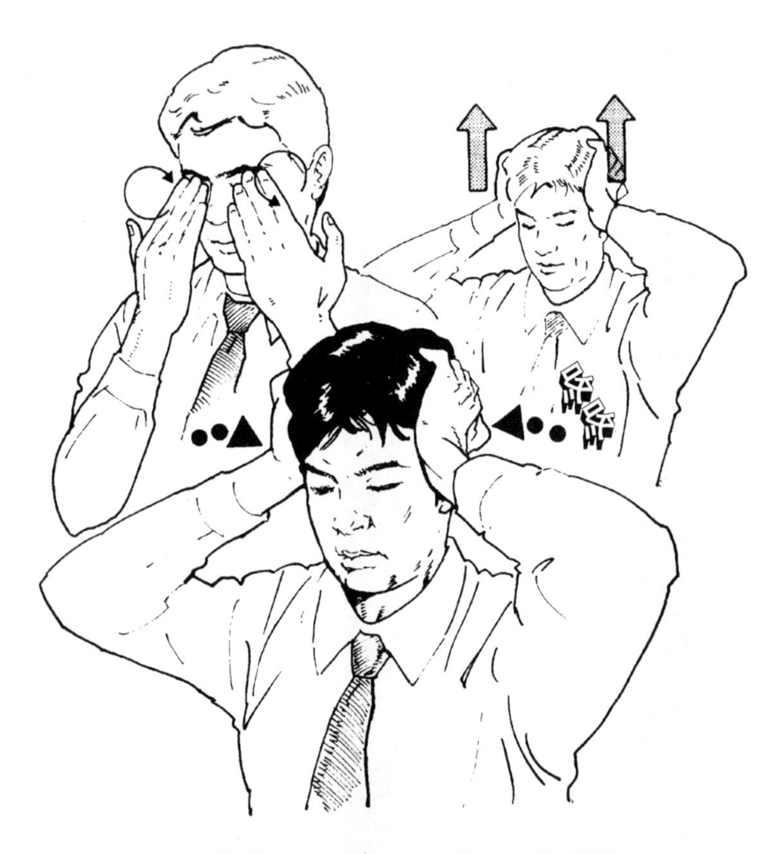

從眼瞼上慢慢的按壓眼窩3分鐘，然後鬆開，接著用雙手的突起處咚咚的敲打太陽穴。最後用同一個動作將顱骨往上抬。

①將食指、中指、無名指三根手指，靜靜的從眼瞼上按壓兩眼窩。

首先，從眼球上側按壓三分鐘。

接著，眼球下側壓三分鐘後，啪的放開。

每天早晚各進行二～三次，痛時輕輕按壓。

最初輕輕按壓，然後慢慢用力。痛得受不了時，就要停止，絕對不能勉強。

②最後從眼瞼上輕輕按摩眼球。

③用雙手手掌的突起處（與手腕相連肉最厚的部分），敲打兩側的太陽穴（眉毛外側處）各兩次，總共做五套。

④同樣的用突起處按住太陽穴，好像將顱骨往上抬似的，一套做三次，共做三套。

——這樣就能夠去除視神經的疲勞。

為女性嚴重的「冷氣病」帶來福音

——手指捲、繞膝、腳脖子法

●手脚冰冷會形成惡性循環

一到夏天，在室內工作的ＯＬ，很多會有「因爲吹冷氣而足腰疼痛」的現象，也就是所謂的冷氣病。尤其在室內外的溫度差達五度以上，更容易得這種疾病。

因爲太冷而不喜歡活動身體，血液循環不良，使得身體各處都覺得疼痛。

當外氣上升時，人體肌肉自然鬆弛，皮膚的汗腺張開，釋出汗液，放散體熱。冬天寒冷時，肌肉就會收縮，封閉汗腺，防止體熱的放散。

雖然我們的身體具備這種機能，但是，常常因爲無法忍受而使用冷暖氣，其中以冷氣最不好。

健康的人如果進入超冷氣的房間時，毛細孔立刻就會封閉，避免冷氣進入體內。但是血液循環不良的人，來不及應付，就會使得手腳冰冷，關節和腰都惡化。

因爲冷氣容易停留在室內接近地面的地方，而腰部以下特別容易覺得寒冷。

尤其腰部以下容易感覺寒冷，而冷氣房中的冷氣會滯留在離地面較近的地方，因此在這一方面要多下點工夫。

▼耙子捲、手指捲的方法

⑴ 雙重骨盆捲

用較寬的帶子（兩公尺大型帶子）捲住寒冷的腰，帶子與帶子之間不要有縫隙，好像將整個腰包住似的，按照捲繃帶的要領來做。

先放鬆，然後拉緊，即使麻煩還是要反覆進行幾次。如此就能促進血液循環，腰會變得溫暖。此外，爲了在職場可以一直穿戴，也可以使用橡皮製的腹帶。看起來就好像是裹著束腹一樣，外表上看不到，而且能夠輕易的取下來。

⑵ 耙子捲

與腳耙子捲同樣，用帶子（兩公尺的小型或迷你型帶子）將拇指捲一次之後，再拉向手腕，依序通過手指的指縫，就會使整個手的血液循環迅速復原。

⑶ 手指捲

按照同樣的要領，捲住拇指到小指的每一根手指。

對於女性嚴重的「冷氣病」是一大福音

耙子捲、手指捲

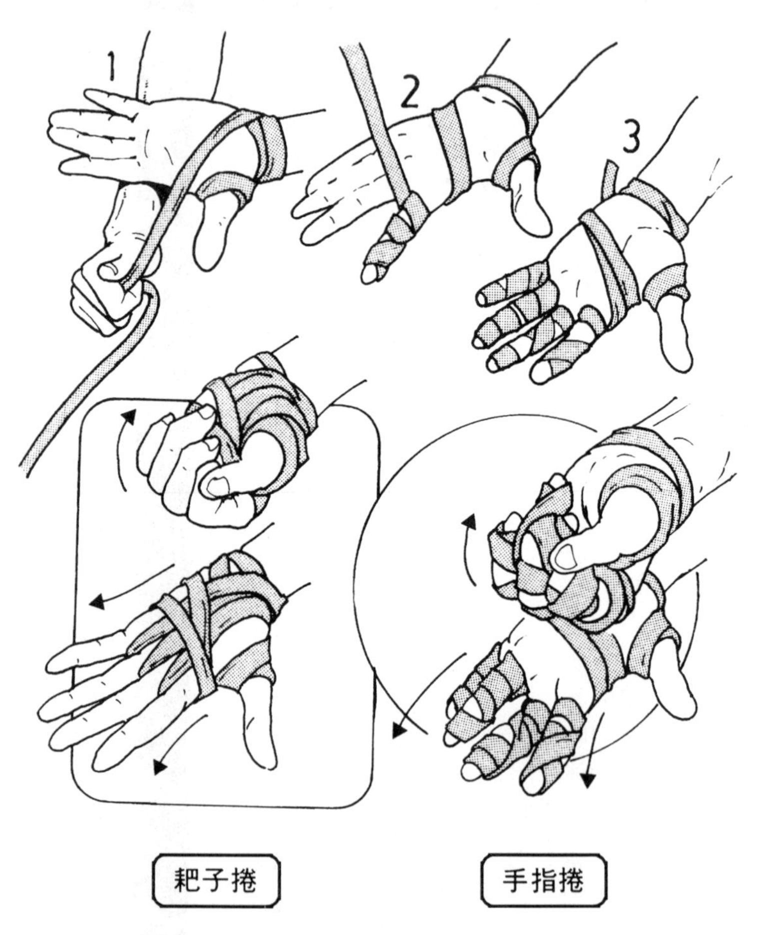

耙子捲　　手指捲

將帶子捲在手指上，能迅速恢復整個手的血液循環（對於手乾燥也有效）。

——手指捲對於打字員非常有效，可以去除手的發麻現象。

(4) 手肘捲

從手肘上方的部分開始捲帶子（兩公尺的中型帶子），然後捲到手肘的下側，最後將整個手肘都捲起並固定。

(5) 膝捲

從膝下方的部分，好像夾住膝似的將帶子往上捲後固定。

(6) 脚跟三角捲

先將腳脖子捲二～三次，讓帶子（兩公尺的中型帶子）通過腳底。腳背同樣的捲二～三次，再回到腳脖子。最後將腳跟捲好之後用力的固定，覺得痛苦的話就要放鬆，反覆進行幾次。

(7) 脚趾捲

①使用迷你或是小型的帶子，先捲拇趾，然後是食指……。

②所有的腳趾都捲好之後，將腳尖的部分捲起固定。

(8) 綁腿捲

參考二十三頁。

▼拋肘法、繞膝法、繞脚脖子法

①維持雙重骨盆捲的狀態轉腰。

②維持耙子捲的狀態握拳，朝內側彎曲，使用一隻手朝外側後仰，左右交互進行。

③維持手指捲的狀態，將手握緊、張開。

④維持手肘捲的狀態，用相反的手支撐手肘，朝內側用力彎曲，然後再用支撐手敲打手肘，同時配合這個動作從手肘朝前方拋出(拋肘法)。

⑤維持膝捲的狀態，雙腳打開二十公分寬，兩膝併攏，雙手置於膝上，以中腰的姿勢左右好像畫圓似的各繞十次(繞膝法)。

⑥保持腳跟三角捲的狀態，單手抓緊腳脖子，而用另一隻手握緊所有的腳趾，轉動整個腳脖子(繞腳脖子法)。

對於女性嚴重的「冷氣病」是一大福音

膝捲、繞膝法

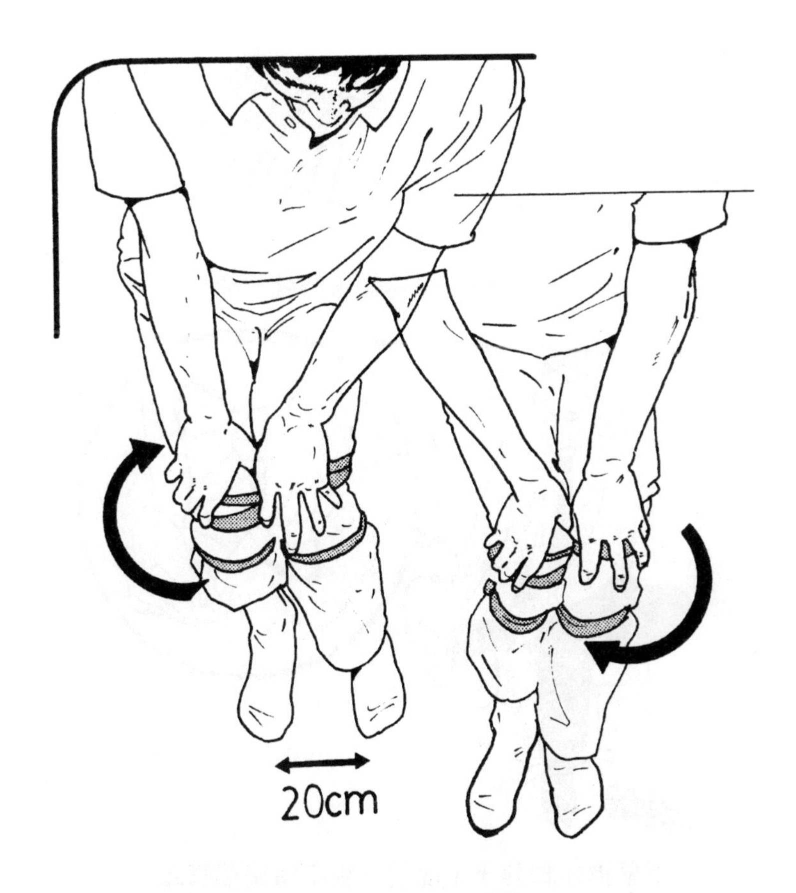

像夾住膝似的捲帶子，將脚張開20cm 寬，膝併攏，雙手置於膝上。對於膝的疼痛、寒冷有效。

對女性嚴重的「冷氣病」是一大福音

手肘捲、繞腳脖子法

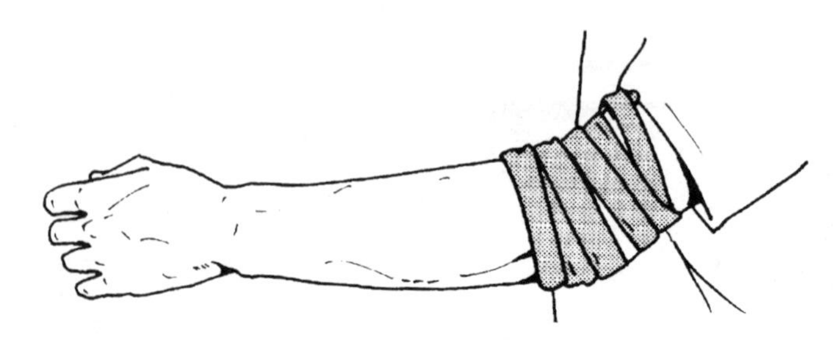

用力的捲著手肘的帶子，覺得痛苦時就放開。

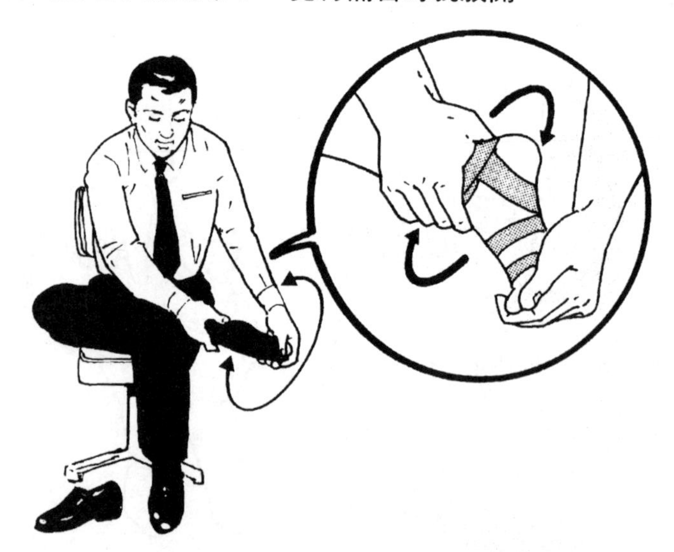

單手緊握住脚脖子，而另一隻手將整個脚趾不斷的轉動，或是鬆鬆的綁上脚跟捲（參考 P77）再進行也有效。

解決「起卧不適」的問題
——監獄捲、繞大佛法

●忽略睡眠可能導致猝死

要維持健康，就不可以讓疲勞殘留。最後回收疲勞的就是睡眠，尤其要恢復頭腦疲勞（腦的神經細胞），一定要睡眠才行。

但是有的人睡不著，因此一直感覺疲勞，而疲勞的身體隨時都可能罹患疾病。

現代因爲各種條件，睡不好的人增加了。不能熟睡的人，即使睡覺也是很淺的睡眠，根本睡不好。

睡不著會變成什麼情形呢？一旦疲勞殘留在腦神經細胞，腦神經細胞無法發揮作用，無法思考事物，就會嚴重感覺焦躁、不安。

人類的腦大約塞了一五〇億個神經細胞。在母親胎內時，就不斷進行細胞分裂，出生時與大人的數目相同。後來即使身體成長，腦神經細胞數目也不會增加。過了二十歲之後，甚至開始減少。

最麻煩的就是腦神經細胞不像普通的體細胞一樣，可以光靠營養和氧來維持生命，它們是「吃睡眠」。

人類一個月不吃，光靠喝水還可以活著。但是一旦被奪走睡眠，就會出現精神異常的情況，立刻就會死去。

在美國的綠貝雷帽部隊，曾經使用五百名隊員進行「斷眠實驗」。綠貝雷帽部隊就是負責特殊任務的精銳部隊，挑選的隊員都是有優良的體力・智慧，而且是平常進行激烈鍛鍊的菁英份子。

但是，他們在四十八小時之後，八〇%都倒下了。經過七十二小時之後，九五%的人倒下。最後一個人雖然持續不睡八天，但是卻變得精神異常。

我們在一天二十四小時當中，光是工作八小時就會感覺疲勞，所以，最少要有八小時的睡眠時間。在基因中，身體需要用睡眠來消除疲勞，一旦違反這個自然的規律，就會引發嚴重的後果。

睡眠有速波睡眠與慢波睡眠。速波睡眠是作夢狀態，而慢波睡眠就是熟睡中。如果正常人的話，這兩者每十分鐘會交替一次，但是一旦這個平衡瓦解時，就會出現「夢魘」，而且睡不好時更會有這種現象發生。

睡不好的原因有兩種：一種就是頭部的血液循環障礙，因爲壓力，使得交感神經的功能過度而造成的；另一個原因就是因爲「睡眠荷爾蒙」褪黑激素分泌不足。

不論哪一個原因，使用平控療法都能夠加以去除。

我們來探討一下褪黑激素。褪黑激素是在黑暗時會大量分泌，明亮時就會消失的激素。

如果睡不好，即使黑暗，這種褪黑激素的分泌也會減弱。而褪黑激素的分泌在六歲時最大，十六歲時逐漸減少，超過五十歲時，甚至降低爲顚峰期的一半以下，因此非常麻煩。

腦神經細胞有很多好像觸手的突起物，這個突起部分稱爲神經元。神經元與其他神經細胞連接的部分稱爲突觸。

突觸具有各自的作用，有傳達手腳活動的突觸、傳達感覺的突觸、掌管記憶的突觸……，掌管睡眠的則是褪黑激素。

那麼，睡不醒又是怎麼回事呢？

如果早上不容易起床，就表示疲勞無法去除。疲勞如果在睡眠中加以消除的話，就會自然的清醒，並神清氣爽哼著歌。

但是，疲勞殘留就會很難清醒，即使醒了仍會覺得頭重、不舒服、缺乏食慾，但是爲了工作，只好勉強自己起床。

殘留疲勞的話，工作時會迅速出現，大概半天就又會感覺疲勞了。如此還繼續工作會造成過勞，使疲勞蓄積成慢性疲勞，導致企業戰士的猝死。

有人一大早起床時就覺得疲勞，如果不趕緊將疲勞去除，非常的危險。

▼監獄捲、扇形捲的方法

身體、胸、腰、臀部的部分，各自捲上兩公尺大型或中型的帶子。

各自隔開間隔，就好像橫條紋的犯人服一樣，做法很簡單，但是很有效。

而〈扇形捲〉的捲法請參考九十九頁的說明。可以刺激頸椎上部間腦的「松果體」，因爲褪黑激素就是由松果體分泌出來的。

松果體在印度教中，稱其爲「第三隻眼」。很多的佛畫中都有第三隻眼，有人認爲褪黑激素是掌握「長壽」的關鍵。

最近二～三年，在美國合成的褪黑激素，被視爲是「長壽藥」而非常流行，但是現在已經銷聲匿跡了。

解決「起臥不適」的問題

監獄法、繞大佛法

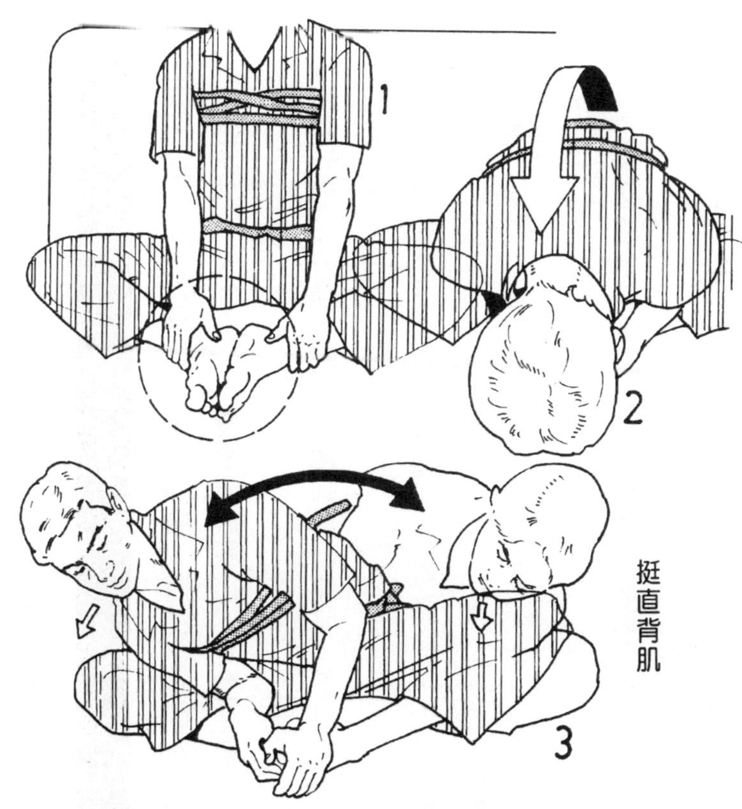

脚底對合盤腿坐，脚跟儘可能拉到股間。其次將上身慢慢倒之後，保持前傾的姿勢，身體朝左右擺盪。將帶子捲在胸、腰及臀部有效。肚子發脹睡不著的人，使用這個方法也有效（容易排氣）。

當然，這是因爲褪黑激素必須在我們的體內生成才有它的價値。

▼繞大佛法、伸背法

①維持監獄捲的狀態正坐或坐在椅子上，手插腰，將上半身朝左右扭轉。

②雙腳腳底對合，盤腿坐（大佛坐），雙手置於膝上，身體往前倒，一定要忍耐彎曲到極限爲止。

③直接保持前傾的姿勢朝左右擺盪。這時背肌用力伸展，下巴突出，就好像大猩猩在那兒徘徊的姿勢一樣。

④從正坐的狀態，變成雙腳從臀部的下方開始朝兩側移開，上半身慢慢的往後倒，這時注意膝不可以張開。

——各自的體操一套做三次，一共做三套。

不使用帶子的方法。

①俯臥，在腰下夾著對摺的坐墊，腰朝左右緩慢的擺盪（扭轉），在就寢前做，有助於入睡。

②仰躺，以骨盆爲主上抬、放下。

伸背法

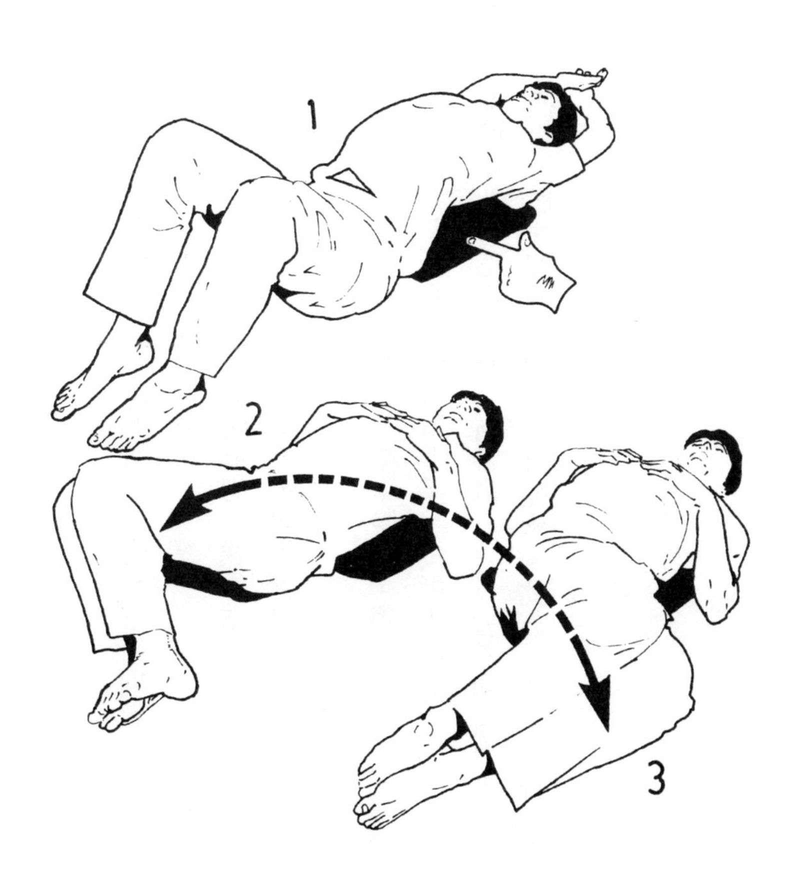

仰躺，在背部墊枕頭，盡量的伸背。然後膝直立，慢慢的朝反覆的左右擺盪。

③仰躺，在背部墊枕頭，用力伸懶腰。然後膝直立朝左右擺盪（伸背法）。

④躺在棉被上，將臂部上抬、放下。

⑤右手從前面繞，抵住左邊的脖頸，將脖子朝左右繞（左手則做相反的動作），這種治療稱爲「手掌療法」，可以使得鐵質集中。

接著爲各位介紹大家很少察覺到，但是很簡單的自我療法。

①從額頭朝向枕部仔細捏頭皮，好像要讓皮膚離開頭骨似的，這樣就能使血液充分到達蛛網膜，會產生想睡覺的沉重感。

②藉著手掌的邁斯尼爾觸掌帶的磁氣，雙手按摩臉頰，很快就會想睡覺了。

③從後脖頸到額頭捲帶子，將帶子的一端用手握拳按壓太陽穴。

④泡澡時先用熱水澆淋頭，從浴缸起身時再澆淋一次。這樣就能使得頸部肌肉血管張開。女性要把頭髮挽起，從枕部到後脖頸澆淋熱水。此外，不要泡澡，用熱毛巾抵住後脖頸也不錯。

——以上方法值得一試。

第 3 章

打破令人困擾的老化現象

▼中年發胖、健忘、記憶力減退……用這個方法使身體機能復甦

消除「心悸、呼吸困難、頭暈」

——單側肩捲、繞左臂法

●使疲憊的身體恢復青春

心悸、呼吸困難、頭暈……與心臟有關。但是，除了心肌梗塞等心臟本身有的疾病之外，都是由於身體疲勞造成的，因此會得心臟神經症。

自律神經無法由我們的意志控制，所以不可能察覺到自律神經的功能或是規律。只知道工作的上班族，容易過著不規律或是工作過度的生活。

平常運動不足、喝得過多、睡眠不足……。

「我們好不容易建立了活動與休息的日常規律，可是你們卻隨意的加以破壞，眞不懂我們的好心。」自律神經感嘆的說著。

平常就沒有好好利用心臟，心臟和血管在過度保護的狀態下，稍微跑步或爬樓梯，就必須要吸入大量的氧。

年輕人還沒問題，如果爬樓梯會哈哈的喘氣，只是單純的運動不足，只要稍微訓練就能痊癒。但是中、高年人就不是如此了。一旦疲累時，如果讓眞正需要修養的身體繼續工作，當然會使疲勞倍增。

爬樓梯要使用三倍的熱量，因此會缺氧。爲了早點吸入氧，所以會「哈哈」的加快呼吸，聽起來好像喘氣一樣，必須充分認識到自己的身體這時是眞的老化了。

開始夜遊、休養不足時，身體會出現睡眠不足的現象。如果充分熟睡之後，到第二天早上就算爬樓梯，也會覺得腳步輕盈，但是，回家時又變得沉重而開始哈哈的喘氣，心跳加快、呼吸困難，有時出現起立性昏眩的現象……。

但如果每天睡得很好，利用平控療法去除身體的疲勞，你的身體每天都不會感到疲勞，即使下班回家，步伐也能非常輕盈。這時一高興又想「去喝一杯吧……」。

如此一來，又重蹈覆轍，根本沒有效果。

心臟不斷收縮與放鬆，一旦疲勞時，這個平衡就會瓦解。

心臟有四個房間。首先運送老廢物的大靜脈進入右心房，血液送達右心室，然後由肺吐出二氧化碳。再從得到新的氧的左心房進入左心室，從左心室擠出的血液通過主動脈循環全身，使得末端細胞活性化。

但是，身體疲勞時，心臟無法取得休息，就不願意規律的跳動，因此出現單方面只是收縮（心悸）或是遲緩的狀態（結滯或是心律不整……）。

光是收縮的話就會缺氧，光是鬆弛的話就會出現腦貧血的狀態，有頭暈、起立性昏眩的現象。

像這種自律神經的混亂，腦感應到這是一種痛苦，因此呼吸困難，甚至連自己都擔心「會不會死呀」，出現了自覺症狀而產生不安感……。

慌張的跑到醫院去，在等待做心電圖檢查時，腦會產生一種「已經來到醫院，不要緊了，不會死的」的安心感。而這安心感傳達到神經，使得心臟觸電，接受醫師檢查時，就能夠恢復正常的作用。

「心臟沒什麼問題，爲你打一針含有安眠藥的維他命，回家好好的休養吧！」

醫師這麼說也沒辦法，這可以說是心臟神經症一般的形態。本人雖然覺得很不舒服，但是據說沒有人因爲心臟神經症而死亡。

可是睡眠較淺的人無法消除疲勞，隨時都可能出現心臟神經症。由先前所叙述的調查「爲什麼睡不好呢？」通常都與第四～六條胸椎的異常有關。

只要矯正第四～六條的胸椎歪斜，就能使心悸、頭暈、呼吸困難的症狀消失。不過先決條件要去除身體的疲勞。

▼心臟捲、束衣袖帶捲、單側肩捲的方法

首先使用心臟捲。用帶子（兩公尺的大型帶子等）將胸的心臟連同肋骨一起捲起，再將帶子的打結處綁在心臟上方附近。

其次是〈束衣袖帶捲〉，先前已經介紹過好多次了。

將帶子（兩公尺的大型帶子）的兩個前端綁好，形成圓圈，然後繞成「８」字形穿過雙臂，好像掛束衣袖帶似的，從後面揹著就可以了。這時要花點工夫做成適合自己身體大小的圈。

還有一種就是〈單側肩捲〉。將做成圈的帶子通過胸部下方，帶子在胸前扭轉，通過左側手臂牢牢固定在左肩。

這個捲法，即使長時間捲著也不要緊。

▼扭轉上身法

①維持心臟捲的狀態，好像將上半身往上推似的扭轉。

②維持單側肩捲的狀態，扭轉上半身。

消除「心悸、呼吸困難、頭暈」

心臟捲、扭轉上身法

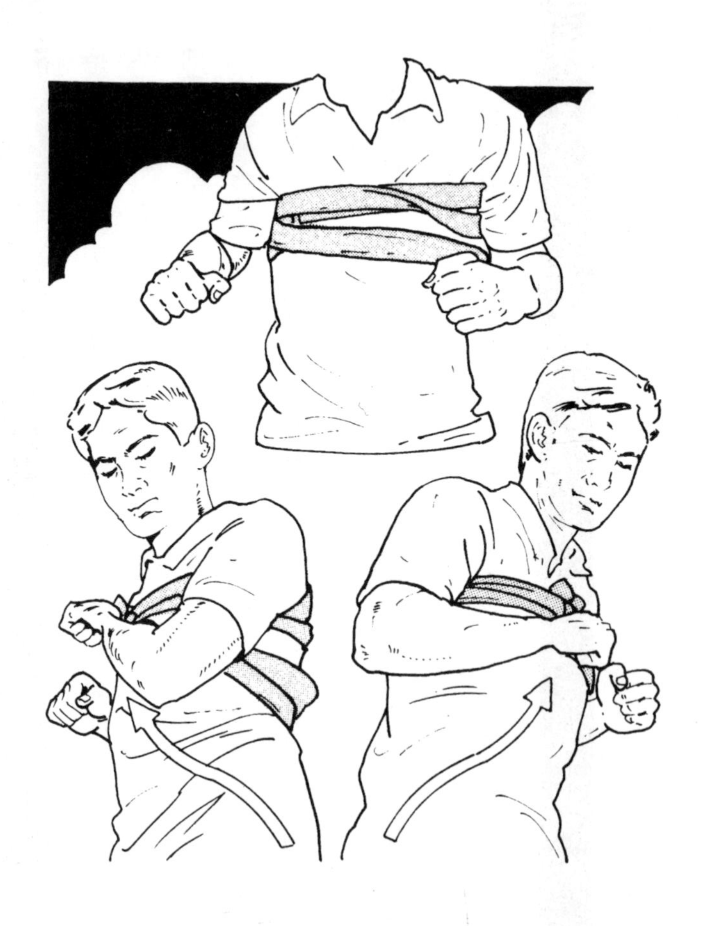

在心臟的上方打結，連肋骨都要用帶子捲起。捲好整個心臟部後，上半身好像往上推似的扭轉。

消除「心悸、呼吸困難、頭暈」

單側肩捲、繞左臂法

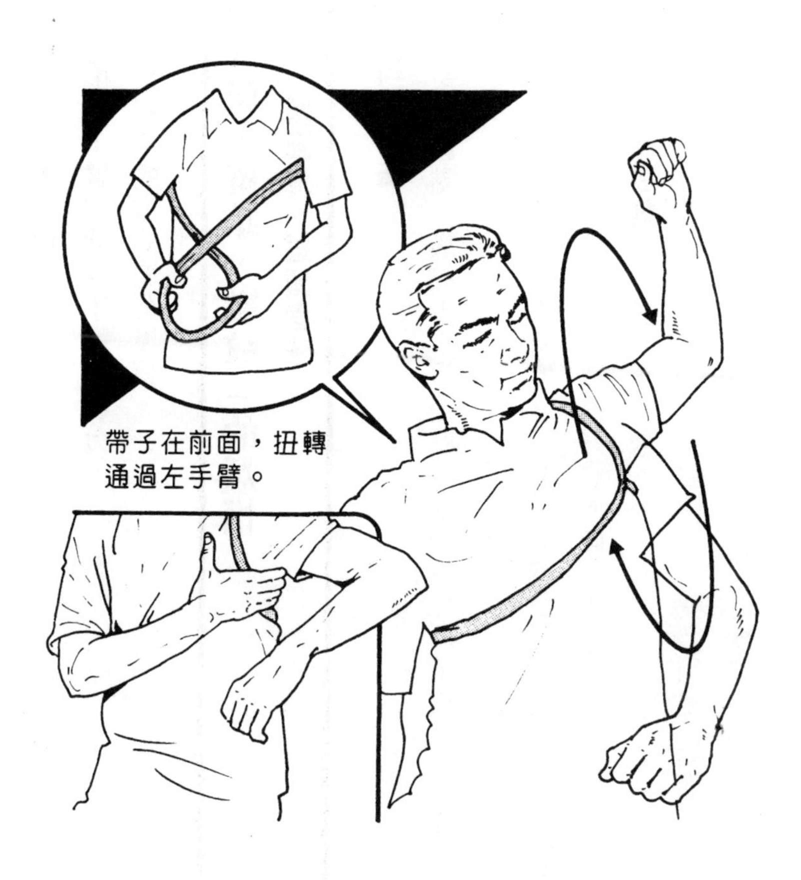

左肩在用帶子牢牢固定的狀態下，左手大力的往上揮，盡量伸展胸椎。也可以充分摩擦左腋下。

③左手大幅度往上擺，伸展胸椎。
④用右手仔細摩擦左手臂肩膀到手指的部分。
⑤左肩腋下，也以同樣的方式充分摩擦。

解決「肌膚乾燥、斑點、皺紋」的煩惱
——顏面捲、揑顏面法

●連膚色都變白的方法

肌膚乾燥、長腫包、斑點、皺紋……這是臉部肌膚老化所造成的。而老化原因就在臉部細胞膜的過氧化。

細胞膜過氧化，主要是由細胞膜主要成分磷脂質的缺乏而造成的。成爲磷脂質原料的營養素膽鹼（在大豆中含量較多），以及好膽固醇等，由血液運送到細胞。但是當血液循環不良時，就會形成劇烈的過氧化現象。

要防止細胞膜的過氧化，使得磷脂質的功能活性化，就必須要促進顏面的血液循環。一旦磷脂質缺乏之時，就很難進行體內污垢或有害物質的解毒作用，因爲磷脂質具

有使體內毒素無毒化的作用。將老廢物化爲汗排出體外的汗腺一旦阻塞，磷脂質具有將汗腺周圍污垢去除的作用。

肌膚乾燥、腫包、斑點、皺紋等臉部皮膚的異常，是基於汗腺周圍的淨化作用減弱所造成的。此外，也沒辦法防止黑色素的沉著，因爲聽說這個清淨作用，是磷脂質的「界面活性作用」。界面活性作用與洗淨劑的洗淨作用，同樣是基於「脂肪分解脂肪」的原理而形成的。

不光是顏面，磷脂質也能洗淨在體內各組織中的壞膽固醇或中性脂肪等「污垢」，也就是所謂「好的脂肪」。

女性肌膚在十六～十七歲開始老化。以前認爲「十八姑娘一朵花」，但是現在已經低年齡化，而以「處女」時是最棒的。

社會變得越來越混亂，在性行爲開始的同時，就逐漸開始了細胞膜過氧化的現象。不光是肉體的老化，一旦加入「大人的行列」，也會增加各種壓力。

「這是不同的，女性能夠享受性的滋味，就能使性荷爾蒙分泌旺盛，肌膚也會充滿光澤。」也許有人會這麼說。但是今非昔比，現代關於性的焦躁已經阻礙了性荷爾蒙的分泌，甚至形成了前陣子流行的「失樂園」的問題。所以，與其說享受性的醍醐味，還不如說是造成壓力的堆積。

女性到二十二～二十三歲時，肌膚會因爲即將成爲中年婦女而乾燥。

不過例外的就是生產。生產是大自然給予女性的功能，所以女性荷爾蒙分泌非常旺盛，在肌膚方面也會出現女性特有的性感（孕吐嚴重的人是有其他原因。換言之，因爲骶骼關節的挪移、骨盆歪斜而造成的）。

等到生產適應期結束之後，肌膚乾燥的情形惡化、失去光澤、出現斑點。但是如果進行平控療法，就不會出現肌膚乾燥的問題。肌膚會變得光澤，容易上妝，連皮膚都變白了。

先前已經叙述過了，因爲平控帶療法可以防止黑色素沉著，同時保護肌膚的角質免於紫外線造成的曬傷問題。當然，肌膚乾燥也可能因爲過度化妝、便秘、睡眠不足等原因而造成，必須在日常生活中特別注意，靠其他的方法來防止。

▼顏面捲、扇形捲的方法

〈顏面捲〉不需要什麼特別的技巧，將顏面除了鼻子之外，其他部分全都捲起三分鐘後放開，反覆進行一次就夠了。

臉上能捲的部分全都捲起，能使鼻子通暢、眼睛清晰。

關於〈扇形捲〉請參考九十九頁的敘述。

▼捏顏面法

①雙手用力夾仕臉的兩側，用腕力從兩側擠壓到不能忍受時鬆開。

②用雙手突然用力的捏緊眼下和臉頰的肉，然後啪的放開。

③用手掌輕輕敲打顏面。

④用拇指指腹按壓顏面，右側用右手，左側用左手。

——有面皰或腫包都可以按壓，能有多仔細就多仔細。如果臉上有青春痘部分，可以蓋著紗布直接按壓。

不論是青春痘或是腫包，都能夠迅速治癒。臉部皮膚的老廢物會直接擠出。經常有人說：「面皰或腫包不要接觸它」這根本是開玩笑。

面皰和腫包是老舊脂肪造成的，擠出脂肪是最迅速的治療方法，也能去除鼻頭油分。捏起來拚命按壓，這樣能夠恢復肌膚的年輕。但是絕對不要去抓，因爲有傷口時就會有細菌進入，造成反效果。

解決「肌膚乾燥、斑點、皺紋」的煩惱

捏顏面法

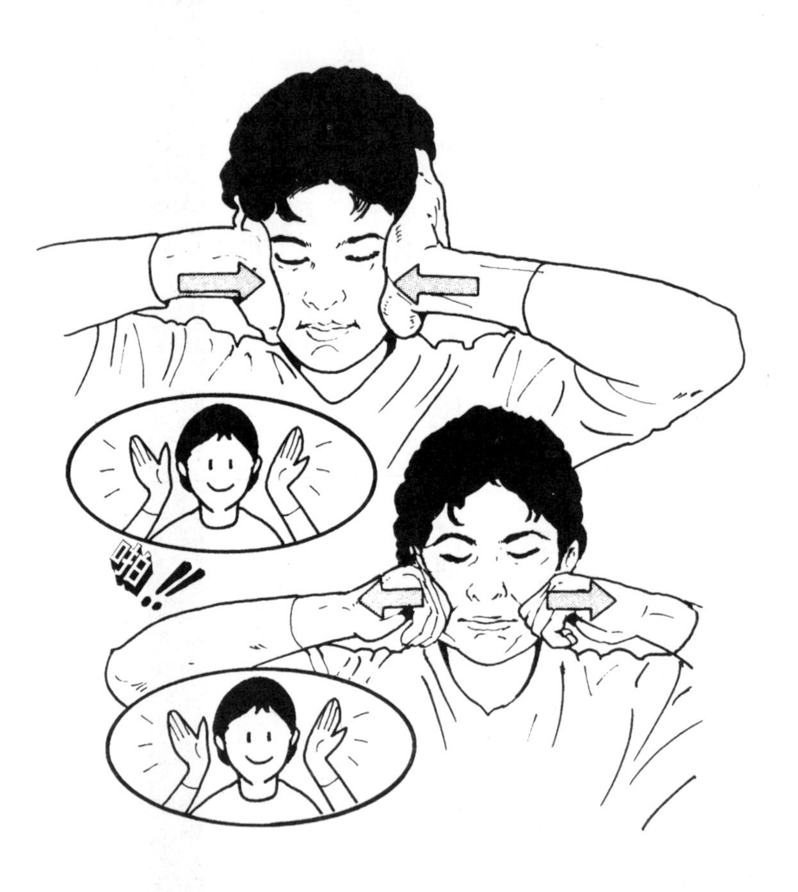

雙手用力夾住臉，然後啪的鬆開。突然用力捏顏面的肉，然後啪的放鬆。利用這個刺激，能夠促進血液循環，使肌膚迅速恢復年輕。

此外，如果血液循環順暢的話，即使有一些細菌進入，仍可以藉著白血球或淋巴球等免疫作用擊退細菌……。

去除看起來會顯出老態的「臉的浮腫」

——兩肩捲、按壓淋巴腺法

●原因是淋巴液的循環不全

早起時，看到鏡中自己浮腫的臉嚇了一跳，或者是一天工作結束，頭腦茫然的發現自己的臉因為疲勞而出現浮腫的現象。

這是因為你的第一條頸椎混亂，使得整個臉靜脈血液循環障礙，出現瘀血狀態，或是淋巴液的循環不全而引起的。

喝了過多、熬夜或是持續採取同樣的姿勢之後，就會出現這種現象。這些是暫時性的，不用擔心。但是同樣是由宿醉引起的浮腫，有些是少量飲酒就會出現的浮腫，有些則會持續三、四天……這時可能是出現肝功能障礙或是心臟、腎臟異常，要趕緊去看醫師。

我們的細胞是由含有基因（DNA）的細胞核，以及含有利用氧和糖分製造出熱量的線粒體的細胞質，還有包住細胞質的細胞膜（細胞質膜）所構成的。

細胞膜就好像特殊的過濾網，會吸收氧和營養，排出老廢物，同時趕走細菌等異物。

由這一點而言，細胞膜就好像我們的保鑣一樣，和淋巴結中的淋巴球，或是血液中的白血球、殺手T細胞等互助合作，擊潰細菌。

而這功能的基本，就是先前所敘述的細胞膜的主要成分磷脂質（不飽和脂肪酸）。

不過這個磷脂質具有特別容易氧化的性質，因此體內氧過剩時，就會使其變成過氧化脂質。過氧化脂質是不好的東西，就是「過度氧化的老舊的油」。不但是毒物，對身體有害，同時也無法得到淋巴球的協助。

平控帶療法能使細胞膜（磷脂質）活性化，防止細胞膜的過氧化。

F女士（四十五歲）擔任人壽保險的公關主任，經常臉浮腫。因爲營業的關係經常要喝酒、應酬，堪稱酒豪女傑。可是一旦臉浮腫時，就會看似過了六十歲，呈現老態。

去除看起來老態的「臉的浮腫」

按壓淋巴腺法

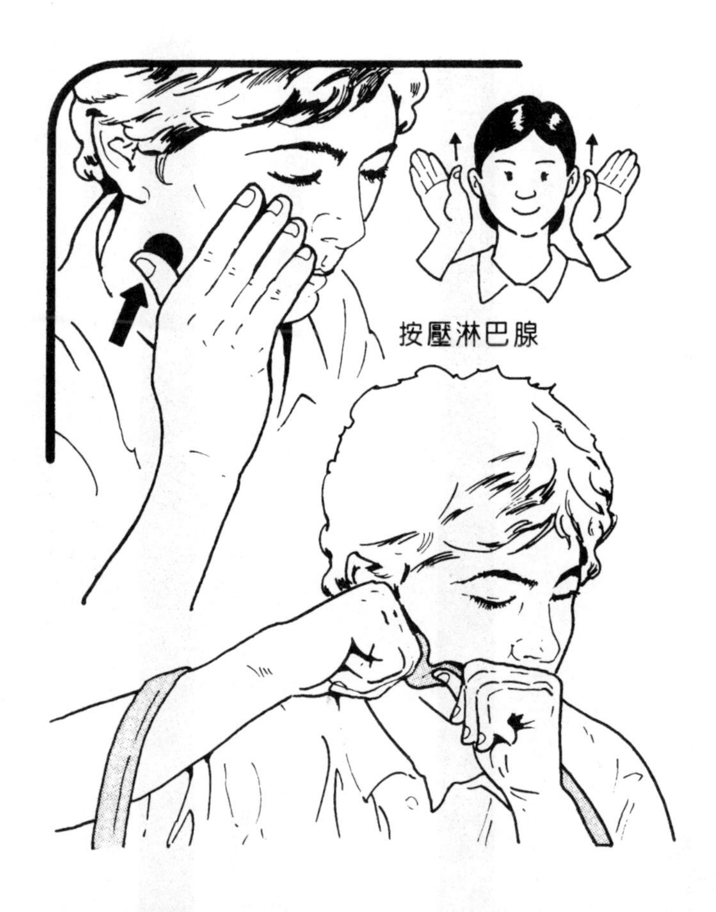

用拇指指腹慢慢的按壓在耳下的淋巴腺。使用帶子將肌膚往上捏也不錯。

因爲能夠治療，所以我立刻建議她使用平控帶療法。結果浮腫完全消失，臉上光澤良好，即使喝酒之後表情依然非常生動，整個臉都出現了緊度，變成一位美人。此外，即使年紀大，臉也不會出現浮腫的人是長生相。

▼兩肩捲、扇形捲的方法

與〈單側肩捲〉的方法相同，帶子（兩公尺的大型帶子）從背部繞到胸前，在右胸交叉，並從後面捲起右肩。帶子繞到左邊，左側也以同樣的方式捲起左肩，並在前面固定帶子。

〈扇形捲〉的方法請參考九十九頁。

▼按壓淋巴腺法、按壓頸部運動

①用雙手的拇指指腹，慢慢的按壓耳下淋巴腺，一套三次，總計做五套（參考一四七頁）。

②從後側將後脖頸往上捏。

③慢慢扭轉脖子到枕部的位置，並像扇子一樣的捲起帶子（扇形捲），頭朝左右

轉動。這時帶子好像往上拉似的加諸力量，利用頭的力量自然轉動。

④從枕部繞帶子，然後握住兩端的雙手握拳，按壓、刺激頸部後方。

——平控帶療法的「深義」就是「拉關節、捏肌肉」，不需要什麼困難解釋，又拉又捏，每個人都能得到健康。

眼睛周圍也會變得非常清晰，肌膚表面如絲緞般光滑，紋理非常細緻，具有光澤和彈性。血液充分送達臉部，肌膚也變成了美麗的粉紅色。

令人擔心的「中年發胖」開始的話

——大腿・小腿肚捲、跑步運動

●不需要減肥就可以使身體緊實的平控帶習慣

在體型方面，最難看的就是肉不均勻附著在身體各部分。如果均勻的話，有適當的肉也不錯，尤其對女性而言更是如此。

因爲大腿太胖而煩惱的人，事實上是臀部的臀大肌衰弱，臀部下垂造成的。因此大腿肉壓迫到下方，形成硬塊。只要利用平控帶療法恢復臀大肌的機能，就能擁有緊緻的豐臀。一旦拉扯之後，內股自然就會往上提。

消除大腿異常的粗或是硬塊的問題，使其均質化之後，走起路來也非常輕鬆，連腳脖子都會變細，雙腳非常的均勻。

胸部乳房較小的人，是因爲胸部肌肉和肋骨連黏在一起，因此發育不良。此外，乳腺有硬塊或是組織無法旺盛發揮機能，也會出現這種現象。只要去除乳腺的硬塊，就能去除發育不良的問題，擁有豐滿的胸部。

乳房的肉不是脂肪，而是肌肉。如果在肌肉中的乳腺出現了硬塊，只要去除硬塊就能擁有膨脹的乳房形狀。

乳房太大，手臂無法上抬，重到後脖頸感疼痛——也有這樣的人存在。雖然說「大乳房比較好」，但是這是一種病態，所以乳房不是要大，而是要尖挺。

不理睬其中的差異而放任不管，或是機能異常，甚至可能出現乳癌。這些人可以藉著指壓，有效的放鬆乳房的緊繃，一旦縮小之後，再開始進行平控帶療法。

中年發胖，當然也包括吃得過多問題在內。但是吃得過多與中年發胖沒有關係。

因爲中年發胖而煩惱的人，通常腰都不好。因爲腰不好，無形當中就不想活動身體。

食物還是拚命的吃，一天攝取二〇〇〇大卡的熱量，只消耗一六〇〇大卡熱量，每天都有四〇〇大卡的熱量囤積在體內，因而造成肥胖。

一般人會考慮利用減食的方法來減肥，這是不好的方法。一旦忍耐想吃東西的慾望，實在是非常的可憐。強迫自己「不可以吃，要忍耐」，結果會造成一種壓力，有一天沒有辦法忍耐時就會大吃大喝，出現反彈現象。

這樣不但是血本無歸，反而更糟糕。

問題在於血液。血液乾淨，能夠清爽的流通，不管吃什麼都會自然被消化。像先前所說的磷脂質，能夠降低血液的黏性，使其變得清爽。磷脂質具有「乳化作用」，能夠將在細胞膜中的中性脂肪等粉碎成細小的粒子，使其乳化，容易衝出。換言之，能夠溶出血液中過剩的脂肪並加以排除。

例如，美乃滋是由醋（水分）和油混合而成的。如果兩者維持原狀，根本無法混合。但因爲它是水和油，打蛋黃就能使醋和油融合在一起，做成了美乃滋。

這就是乳化作用。蛋黃充滿磷脂質，而磷脂質具有親水性與親油性，就好像是兩者的仲介人一樣。換言之，能夠使血液中的中性脂肪等溶入水分子當中。

相信各位已經知道了。只要血液循環順暢，細胞膜中的磷脂質的功能旺盛，一旦磷脂質功能強化之後，就能使血液清爽乾淨。磷脂質和血液具有如此關係。

▼大腿、小腿肚捲的方法

先將大腿捲兩公尺的中型帶子，然後啪的鬆開。如果覺得這樣太輕微的話，可以進行雙重捲或三重捲（參考一五四頁）。

臀部則要按照〈三角雙重捲〉（參考九十一頁）的要領，從與恥骨等高的周邊後方繞過來捲一圈，然後再通過股間從後面再捲一次。

此外，可以在體內任何想瘦的部分緊緊的捲起腹部、胸部下方、小腿肚……，而且不光是捲一下子，儘可能長時間捲，捲到流汗也算是一種減肥運動。

▼拉扯法、折膝左右法、跑步運動

①撫摸大腿進行按摩，用力捏大腿的肌肉做拉扯動作。第一次拉扯五秒，並對於腳、腰部、肩等附著脂肪的部分都做相同的動作。

②要去除小腿肚的肉，可以趴著，雙腳可以從膝往上抬，不斷的抖動。膝下捲帶子，膝朝左右搖晃，從右往左，從左往右各十次。而折膝左右運動對於大腿和小腿肚

都有效（參考一五四頁）。

③腹部則要用力捏側腹的脂肪，用力朝左右各繞十次。很難捏脂肪的人，可以在要捏的脂肪上部捲帶子，用力往上拉較容易捏住脂肪。

④要使磷脂質活性化，促進血液循環，要早晚徹底進行二百次的〈骨盆運動〉。轉腰的方式不是左右擺盪，而是畫圓似的旋轉。

——仔細看曾經瘋狂一世的「瑪麗蓮夢露的走路法」的走路方式，腰不但左右擺盪，也會做旋轉運動，無意識當中進行了骨盆運動。

她那纖細的肢體，以及具有肉感的豐滿胸部的秘密就在於此。

⑤要使背部美麗，要做〈後仰運動〉。趴著，用雙手抓住兩個腳脖子，身體盡量往後仰，下巴突出，看著天花板。

⑥要使後脖頸和肩膀的線條美麗，要進行〈伸背運動〉。四肢趴在地上，以手和膝爲基點，胸好像貼在地面上似的滑行，朝前方伸展。背部充分後仰，臉上抬看著天花板。

⑦要去除腰部的脂肪，可以做〈跑步運動〉。仰躺，雙手插腰，下半身連同腰一起朝天花板往上抬，以這樣的姿勢跑步（參考一五五頁）。

大腿·小腿肚捲、屈膝左右法

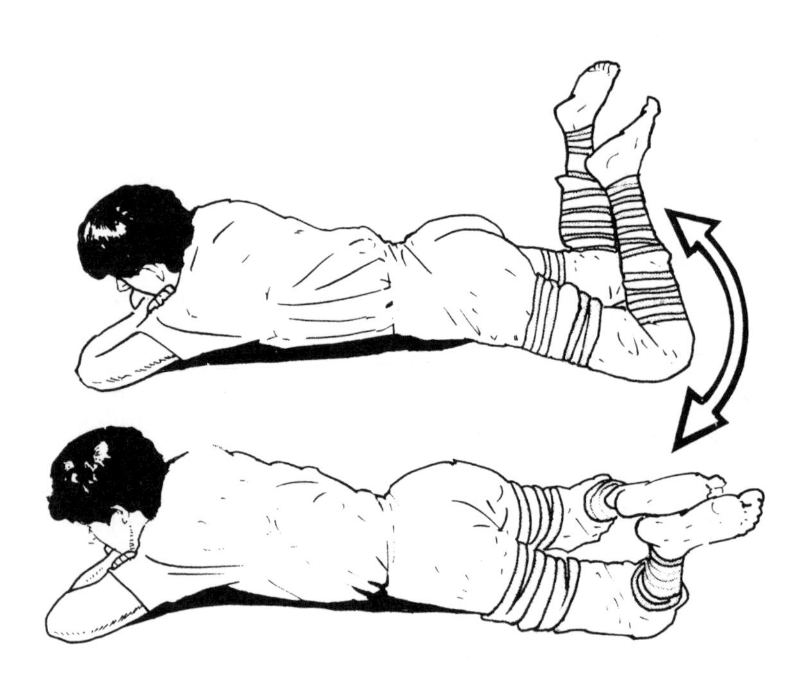

趴在地上，雙膝往上抬，朝左右擺動。如果大腿、小腿肚都用帶子綁著再進行，能有效去除脚的脂肪。

跑步運動

要緊縮腰部，還可以進行〈腹式呼吸體操〉。站著，手插腰，前屈後屈各做五次，總共做兩套。也可以進行臀部捲，雙腳打開如肩寬。

接著用力吸氣，使腹部膨脹，然後呼的用力吐氣，上身盡量朝左右彎曲到極限爲止。這時，將意志集中到彎曲的側腹，使側腹陷凹，直到氣息吐盡爲止。

接著就是〈上踢運動〉。左腳用力朝身體的右側往上踢，這時上半身以雙手朝反方向的左側大幅度擺動，相反側以按照同樣的要領來做，捲著帶子做也不錯。

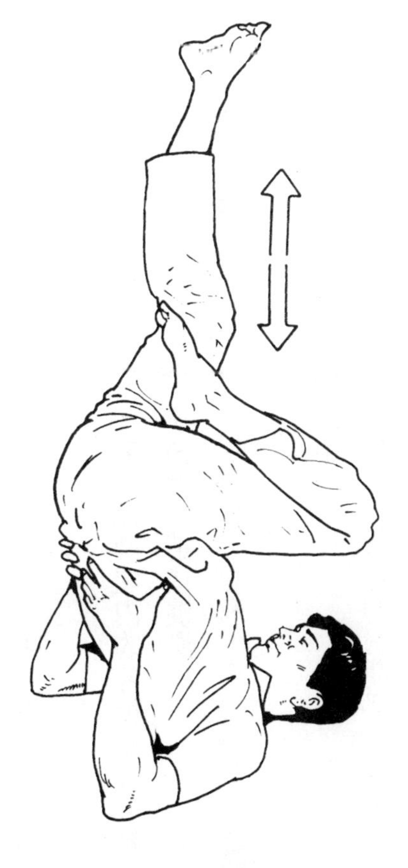

下半身連腰一起朝向天花板往上挺，然後直接做跑步的動作，對腰部有效。

治好「漏尿」——骨盆捲、骨盆運動

●矯正骨盆的歪斜、防止老化

漏尿就是自律神經失調所引起的。先前才說過，感覺恐懼時，會大量分泌刺激交感神經的降腎上腺素。

我們感覺恐懼時，有人會說：「尿快漏出來了。」漏尿雖然不會覺得恐懼，但是依然出現尿漏出來的現象。

自律神經受交感神經和副交感神經保持平衡，控制體內的各種器官。膀胱與尿道也是同樣的，當自律神經平衡失調時，尿排泄系統會造成混亂。

而當範圍擴大時，就會造成骨盆的異常。骶骼關節挪移、骨盆歪斜，從膀胱連結尿道的排出調節瓣會鬆弛。

換言之，無法靠自己的意志來控制尿的排出。

自律神經有一定的規律，一天、一年、一生……所有的週期都有規律。

以一天爲單位來看，白天主要是由交感神經活動。呼吸機能和心臟機能旺盛發揮作用，而體溫和血壓也是定在較高的狀態。爲談生意或是做運動，做好萬全的準備。

到夜晚時，則由副交感神經發揮主要的作用。心臟跳動以及呼吸次數減少，體溫和血壓下降，進入休養和睡眠的狀態。如果熬夜時，使得疲勞感殘留，就會使得自律神經規律瓦解。

原本應該由休息型的副交感神經功能支配的時間帶，卻依然由緊張型的交感神經發揮作用，當然會變得疲勞。

那麼，到底一年的週期會形成什麼樣的狀態呢？從春天到夏天以副交感神經功能爲主。爲了使體溫下降，必須要促進發汗才行。此外，容易疲倦，所以會製造容易取得休息的狀態。

由秋天到冬天由交感神經發揮作用。爲了避免體溫被奪走，要使接近皮膚的血管縮小，使血液循環緩慢。

那麼人類一生又是如何呢？一般來說，在幼兒期以副交感神經爲主，青壯年是交感神經，到老年期又是副交感神經掌握人生的舞台。

自律神經就好像紡紗織布的直線、橫線一樣，互相以交互的規律發揮作用。所以不要輕視漏尿的問題，這是因爲自律神經規律混亂才會出現的現象。

▼骨盆捲的方法

將平控帶捲在腰部（參考二十六頁）。

在骨盆突出的部分（髂骨）下方一個拳頭的位置捲上帶子。這時不必捲得太緊，秘訣是稍微活動會產生抵抗程度的緊度就可以了。

以髂骨爲主，將整個骶骨往上捲，就能調整骶骨與髂骨相連結的骶髂關節的挪移。

▼骨盆運動

參考二十七頁。有人不是轉腰，而是肩膀用力。只轉動肩膀是無法產生效果。

基本上早晚兩次，左右各進行六十次。此外，還有時間的話，也可以進行。重點是至少要每天持續。

減輕「更年期障礙」

——按壓太陽穴法

●用藥無法治好的「焦躁」也能治好

最近關於女性停經平均年齡約為五十歲——在其前後時期，大約四十歲到五十五歲之間，稱為更年期。這時期卵巢結束了生殖的使命，也是荷爾蒙平衡失調的時期。而伴隨產生的各種症狀，就稱為更年期障礙，也就是所謂的「不定愁訴」。

在停經之前，生理週期不順、有出血、排尿出現障礙，或者是全身莫名的倦怠、頭重、鼻塞、口中發黏……，因而精神會不穩定、焦躁、晚上睡不好。

即使睡眠也較淺，在夢中好像拚命逃走，但是腳卻無法動彈似的而顯得焦躁。或者是想要用手槍應戰時，結果再怎樣扣板機，子彈也無法飛出……。被追趕到無路可退時，就發出地獄般的叫聲，啪的清醒了。這種情況連續出現，導致睡眠不足。

G女士（五十四歲）夫妻兩年前經常爭吵，使得兩人關係不睦。而兒子的情況變得很奇怪，出現家庭內暴力。

「再這樣下去的話可不得了……」經由醫師診斷得了「更年期障礙」的妻子，來到了我的治療所。診斷後發現骶髂關節挪移。

「太太，我想診斷一下你丈夫的腰。夫妻爭吵會造成兩敗俱傷，我感到有點擔心。」

只好勉強把丈夫拉來。根據我的推測，丈夫的骶髂關節應該也挪移。結果丈夫的脊椎出現輕微的S型，背部僵硬、容易疲倦。

無意識當中，腰部出現了不安。爲了保護腰，結果上身用力，造成肌肉萎縮、僵硬，疲勞蓄積到肩膀，肩膀到脖子，結果第一頸椎挪移，頭重、耳鳴、鼻塞、視力減退等症狀都出現了。

接著就會不安與焦躁，而且大量分泌出腎上腺素，因此只好服用鎮定劑。更年期障礙用藥物是治不好的，因爲這並不是焦躁造成老化，而是因老化產生焦躁。

造成老化的原因是身體疲勞，尤其腰的疲勞一定要先加以去除。

▼骨盆捲的方法

參考二十六頁。基本上要用帶子調整骶髂關節的挪移。

▼按壓太陽穴法、旋轉頸椎法

①雙手仔細摩擦發生磁氣後立刻仰躺。不需要枕頭，用手支撐頸部後方，過了二十分鐘之後拿開，會發現後脖頸很舒服。

人類的手具有先前所敘述的邁斯尼爾氏觸掌帶，這兒會產生磁力，因此能吸收發炎症狀，靠近這部分血液中的鐵質使得血液循環順暢。

②將帶子緊緊捲在太陽穴的位置。

③用手掌膨脹處，輕輕敲打太陽穴。

④用拇指指腹按壓太陽穴十秒後，啪的放鬆。

⑤將帶子斜捲在頸椎到頭，然後雙手按壓頸部後方，頭不斷的轉動。因為頸椎挪移，因此應該是在頸部捲帶子。但是如果弄得不好，可能會窒息而死，所以，最好不要這麼做。

⑥帶子拉到下巴，連頭頂部都要捲（參考一七六頁）。以前在孩子傷風的時候，經常使用這個方法，牙痛時也有效。同時保持這種狀態，臉向左右轉動，如果發出聲音，表示頸椎挪移已經恢復正常了。

減輕「更年期障礙」

按壓太陽穴法

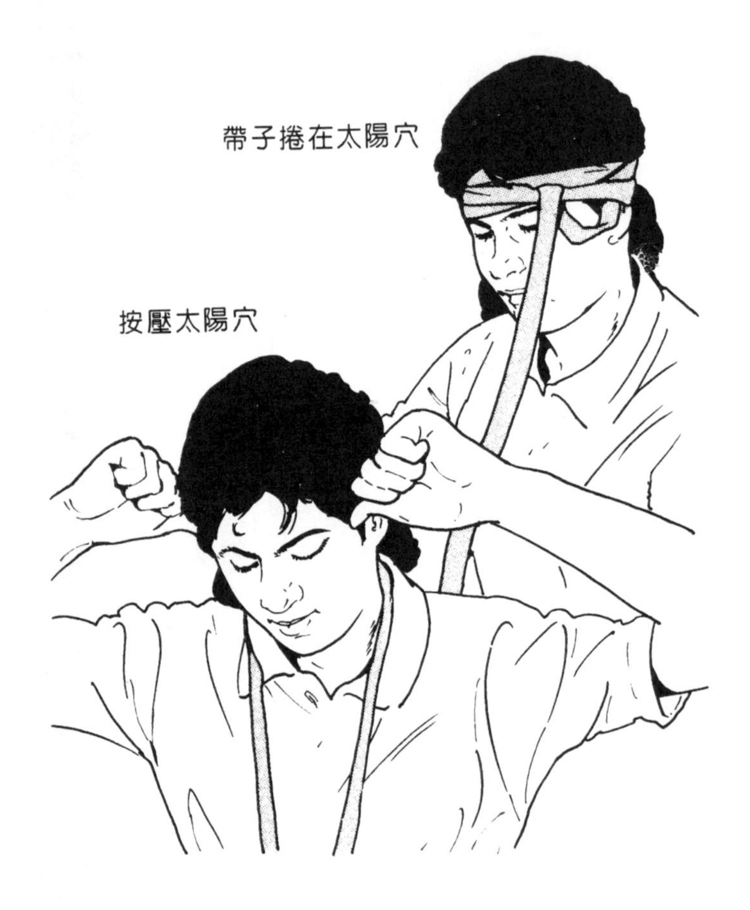

基本上要做骨盆運動，但是帶子捲在太陽穴，
用拇指按壓也不錯。

⑦還有一個方法，就是將帶子從鼻梁捲到耳上。也許有一點呼吸困難，但是根據我的經驗，對於不穴愁訴有意外的效果。

遏止「少年禿、白髮」的進行
——扇形捲、橡皮帶揉頭髮

●使面臨假死狀態的毛根淸醒

少年禿、白髮的原因，事實上，基於相同的血液循環理論就可以解決。換言之，是因爲頭皮的血液循環不良而引起的，所以並不是毛根死亡，只要血液通達頭皮，毛髮就會重新復甦，白髮也會變黑。

頭髮的多寡與荷爾蒙有關，男性和女性荷爾蒙影響力不同。當然，遺傳的要素很強，不規律的生活和飲食的偏差或不衛生（頭皮屑）出現時，即使使用平控帶療法，依然無法展現成果，平時要多注意。

看看一些少年禿的人，頭皮都很薄，失去彈性，因此頭皮與頭骨黏連，毛細血管受到壓迫，血液循環產生障礙，血液無法送達毛根，所以營養不足的毛根出現所謂的假死狀態。

如此一來，就算養毛也無效。

頭皮非常的薄，而且容易僵硬。在頭皮下有皮脂層，荷爾蒙從這產生。頭頂部受到男性荷爾蒙的支配，顳部受到女性荷爾蒙的支配。而這皮脂層如果缺乏新鮮的血液，就會引起荷爾蒙分泌異常，男性荷爾蒙會比女性荷爾蒙更多。

從這階段開始掉毛，再繼續進行時，黑色素送達毛根的色素細胞功能遲鈍，使得白髮增加，毛根受損，變成完全的禿頭……。

▼扇形捲的方法

帶子以扇形捲的變形捲住頭（參考九十九頁），重點是好像將脖子和頭根部的部分拉扯似的捲，因爲第一條頸椎就在此處。

▼橡皮帶揉頭髮

①頭捲成扇形捲的狀態，朝前後左右擺動。

②用梳子摩擦頭皮。

停止「少年禿、白髮」的進行

橡皮帶揉頭髮

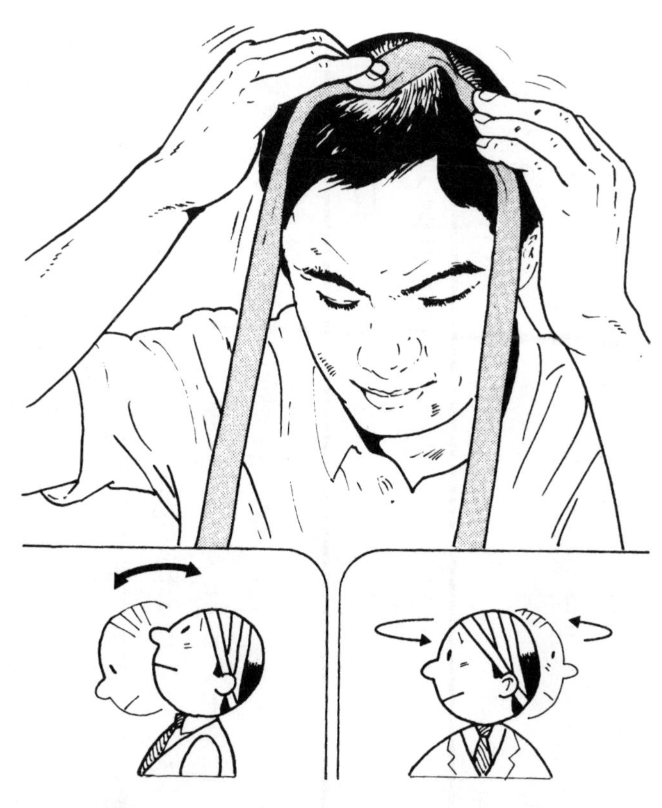

好像要撥開不動的頭皮似的按壓，使用帶子就不容易滑脫。如果在捲成扇形捲的狀態下，頭朝前後左右擺盪，則壓迫了髮根，就能擁有順暢的血液循環。

——有些人因爲擔心掉頭髮，因此不梳頭，這是錯誤的作法。因爲最好藉著梳理頭髮，讓微弱的頭髮掉落之後，才可以重新長出比較強韌、使用梳子梳理也不會輕易掉落的頭髮。

③禿頭的部分可以使用帶子按壓、揉捏，不動的頭皮可以用好像拉扯顱骨的方式來進行。使用帶子是爲了防止容易滑脫，每天要持續進行五分鐘。

④泡澡時在頭上澆淋熱水（但是不能夠燙傷皮膚），多在浴缸中浸泡，而且要多吃昆布或是羊栖菜等含碘的食品，具有如虎添翼的效果。

延遲「老花眼」的進行

——扇形捲、壓眼窩法

●是否擔心眼睛的血液循環呢

眼睛是非常小的器官，但是使用很多的能量，因此眼底的網膜聚集了毛細血管，越使用眼睛就越要補充能量才行。但是隨著加齡，血液循環不良，沒有辦法順暢的補充能量。

問題還是在於第一條頸椎。當第一條頸椎混亂時，對視神經會形成血液循環障礙。第一條頸椎是非常薄的環狀，因此很不穩定，容易挪移。

因爲挪移而使得障礙部位不同。如果挪移到前方，就會在眼睛出現障礙；挪移到左右的斜前方，就會造成偏頭痛、牙痛；如果挪移到正側面，耳朵會出現毛病；挪移到後方，鼻子會出現毛病……。

因此，平控帶療法要集中在第一條頸椎進行治療。

▼扇形捲的方法

捲法參考九十九頁，好像拉扯頸椎似的牢牢捲起。

▼壓眼窩法

①閉上眼睛，兩根手指從眼瞼的上方按壓眼球，然後啪的放開。

②以同樣的方式按壓眼球下方，感覺疼痛時啪的放開。

③接著用食指和中指，好像從左右夾住眼球似的按壓，然後放開。

④最後雙手在眼瞼上方斜向重疊，直接按壓。因爲手掌的磁氣可以使血液從眼底

聚集，按壓三分鐘然後啪的放開。

⑤有的人經常容易眼睛乾澀，這是因爲眼肌黏連在眼窩造成的。只要「稍微捏一下」，就能使症狀好轉。所以眼瞼、眼尾、眼睛周圍的肌膚用手指捏住、拉扯。如果要滑動指尖，而指尖骯髒時，可以用手帕蓋住眼睛，隔著手帕來進行。

⑥使用帶子時，從眼窩正上側（眉毛上），通過太陽穴水平捲起。手掌隆起部抵住左右的太陽穴，一邊夾著，一邊將脖子朝左右扭轉，然後脖子往前後倒，最後將脖子往上抬。

花十～二十分鐘來進行，能夠去除頭部的瘀血，重新擁有新鮮的血液。

接著捲著帶子，用右手手掌突起部抵住眼窩（眉間中央），左手朝側面支撐住枕部，將整個頭往上抬，這樣容易使整個血液從頭內通達眼底，最後到達眼球內。

延遲「老花眼」的進行

壓眼窩法

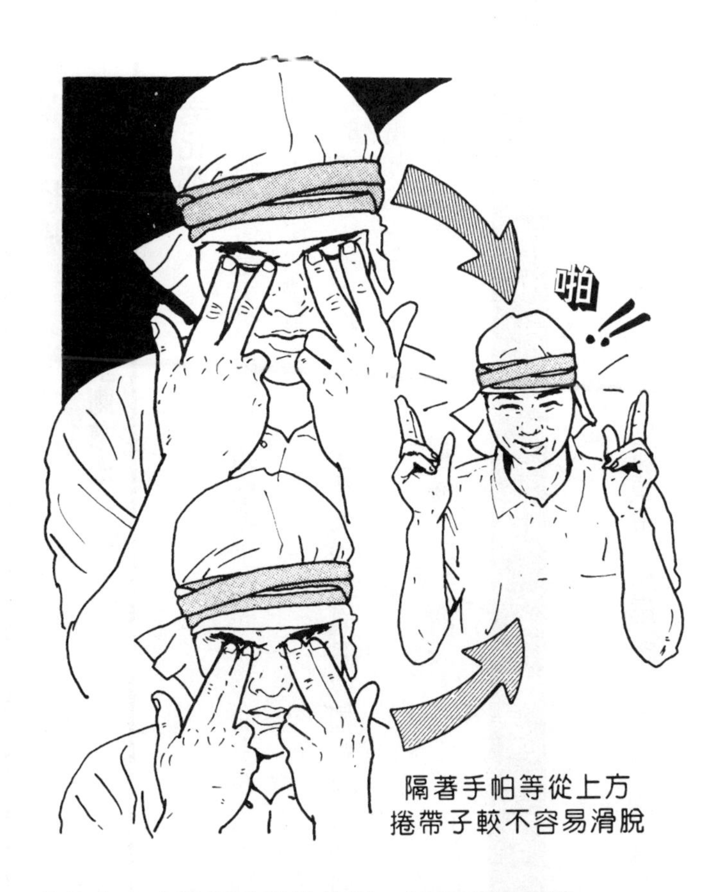

像從左右夾住眼球似的按壓，然後啪的鬆開。同樣的從眼瞼上方按壓眼球再鬆開，能夠使得眼球內血液循環順暢。

使「耳鳴、頭暈」痊癒
——耳上額頭捲、耳垂刺激法

●不論是感冒或老化都OK

先前已經叙述過，眼睛疲勞是因爲第一條頸椎朝正側面挪移而引起的，因此壓迫到通過頸椎正側面的耳管，而使血管阻塞。

但是因爲血液不斷的送入，所以打算從耳管回來的逆流血液和新流入的血液撞在一起，因此造成耳鳴、重聽的現象。

這種現象可以藉著〈扇形捲〉和〈耳上額頭捲〉使其消失。

▼扇形捲、耳上額頭捲的方法

〈扇形捲〉請參考九十九頁。

〈耳上額頭捲〉則是將帶子覆蓋耳洞，連同額頭一起捲起，耳朵形成眞空狀態之後再鬆開。

治療「耳鳴、重聽」

耳洞敲打法、耳垂刺激法

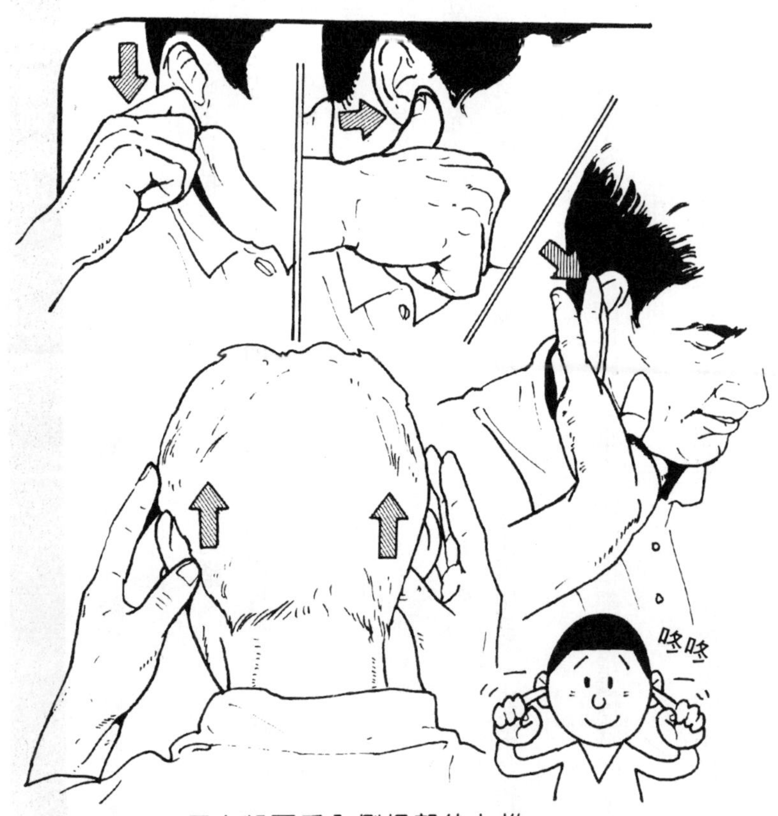

用力將耳垂內側根部往上推

拉扯耳垂，按壓對摺，這樣就能促進整個耳的血液循環。手指插入兩個耳洞，咚咚的敲打耳底比較有效。

▼耳洞敲打法、耳垂刺激法

①耳洞敲打法是將食指插入耳洞，朝向深處（耳底）敲打，壓到耳朵深處然後鬆開。

②〈耳垂刺激法〉則是拉耳垂，按壓，並將耳垂對摺。

③〈捏鼻法〉是捏住鼻子呼氣，這種方法也稱爲拔耳空氣，藉著空氣從耳中通過，就能抑制耳鳴、重聽。

——此外還有——

④對於後脖頸仔細指壓。

⑤捏住兩邊的耳垂充分揉捏。

⑥用力捏耳垂，直接往下拉，然後將整個耳朵夾住摺起來，要用力的夾住並捏，這樣可以治好輕微的耳鳴。

⑦用拇指逐漸地加強力量，用力的按壓耳垂內側的根部。這樣就能使流通整個耳組織的血液循環順暢，遏止老化。

⑧食指插入耳洞，拇指貼住耳朵根部，用兩根手指往上捏似的做出捏的動作。在

這個狀態下拉扯、搖晃，立刻就會產生一種快感傳達到耳洞深處。

⑨拇指抵住耳垂內側，耳孔正下方朝斜上方推。

——反覆進行以上動作，可以使耳鳴現象減半，然後耳朵輕鬆，也能夠治好重聽或中耳炎。

由感冒引起的耳鳴，可以以喉節爲主，沿著顎下腺往上推，往下壓，這是不需要任何繁雜手續的特效藥。

與「假牙」無緣
——多福捲、揑牙齦法

●藉著使唾液分泌順暢的刺激，也能使牙齒持久耐用

看電視職棒轉播時，會看到進入打擊區的選手大嚼口香糖。並不是因爲在意對方的捕手或裁判，想要消除口臭的做法。

打者據說在揮棒打球的瞬間，會有強大的壓力加諸在牙齒上。像「世界全壘打王」王貞治，在退休時牙齒鬆動，就是因爲他每次擊出全壘打時，對於牙齒造成極大衝擊的緣故。

要保持強健的牙齒，在用餐時「充分咀嚼」很重要。咀嚼食物的力量減弱，對於老化現象而言，是非常嚴重的一點。據說老化就是從牙齒開始的。

經常咀嚼就能使唾液充分分泌。唾液當中含有荷爾蒙唾液腺素以及一種蛋白質黏蛋白，還有抗氧化酵素、過氧化氫酶等。

這些成分不只能幫助食物的消化，同時也能保護牙齒表面，防止牙齒的鈣質或磷溶出。充分咀嚼可以使下顎發達，鞏固牙齦。

原本人類一天分泌多少唾液你知道嗎?大約是一公升到一·五公升。因此，只要充分的分泌唾液，就不用擔心假牙的問題了。牙齒在體內是最常使用的零件，所以要好好的照顧。

在此苦口婆心的建議各位，飲食要以硬的食物爲主，肉、蔬菜、穀物都要吃。

原本人類得到神所賜的四顆犬齒、八顆門齒、二十顆臼齒。換言之，犬齒是用來磨碎動物的肉，門齒則是用來咀嚼蔬菜、水果、魚肉，臼齒則是用來磨碎大豆、米、麥等穀類。

就這一點而言，「原始人的飲食」是最爲理想的。核桃、栗子、烤野鳥、吃鳥蛋、骨髓……，而且還喝植物酒。

▼多福捲、耳捲的做法

按照以前感冒時，從下顎到頭頂包著寬的繃帶的同樣要領，來捲平控帶，從耳下到鼻下捲兩公尺的中型帶子。唾液是從耳下腺、顎下腺分泌出來的，也就是所謂的唾液袋。刺激耳下腺、顎下腺就能使唾液分泌順暢。

唾液袋的位置與眼鏡蛇的毒液袋大致相同。眼鏡蛇的毒能夠殺人，但是人類的唾液卻是百藥之長，因此，如果你是「不想接受假牙照顧」的人，我建議你最好分泌大量的唾液。

▼捏牙齦法、壓帶法、捏耳・顎下法

〈捏牙齦法〉是指壓齒肉的方法。

①用清潔的手帕包住拇指和食指，食指指壓外側的牙齦，接著用拇指指壓內側的牙齦。

②用兩根手指按摩牙齦內外，具有防止牙齒老化的超群效果。牙齦的毛細血管中

與「假牙」無緣

多福捲、摩擦牙齦法

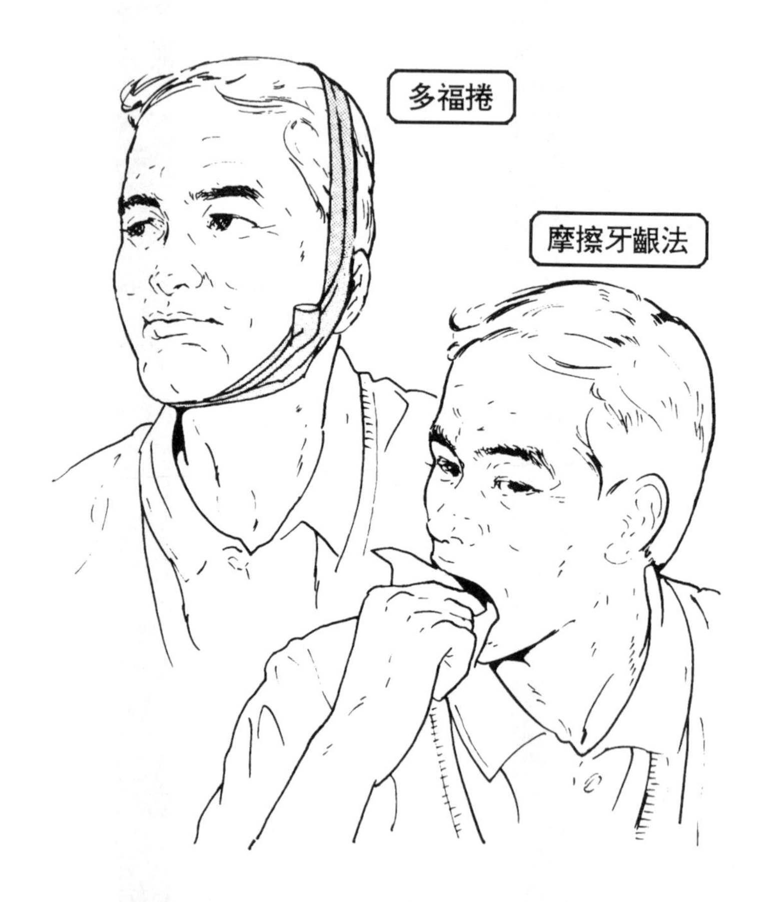

將帶子捲在下顎，刺激耳下腺、顎下腺，較容易使唾液分泌順暢。而使用手帕按壓牙齦，能夠防止牙齒的老化。

積存老廢物，會成爲血膿。使用這個方法，可以使得含有許多營養的新鮮血液送達各處，也能治好齒槽膿漏。

當然需要矯正頸椎。第一頸椎朝斜前方挪移時，牙齒功能非常的衰弱，這是因爲將營養送達齒肉的血液循環，因爲頸椎挪移，受到壓迫而減弱的緣故。

這時可以進行〈壓帶法〉。將帶子壓住頸部，從耳朵背面通過下方繞到前面，用雙手握住兩端，交互拉扯。這時你的頭自然會向左右擺盪。

〈捏耳、顎下法〉則是用左右拇指指腹輕輕按壓下顎下方，耳下的唾液袋，在就寢前進行，就已經完成第二天早餐的萬全準備了。

消除「痴呆、健忘」的妙手
——扇形捲、滾動頭矯正法

●腦的活性化以骨盆運動爲大前提

我的顳葉有記憶中樞，稱爲「海馬」，因爲形狀好像海馬一樣。

由於最近科學進步，對於顯示出健忘、癡呆症狀的「早老型癡呆症」的患者的腦進行電腦斷層掃描（CT電腦斷層掃描或MRI等），結果毫無例外的發現「海馬」顯著萎縮。

海馬左右一對，左腦的海馬記憶「最近的事情」，右腦的海馬則記憶「以前的事情」，而痴呆者比較容易記得以前的事情，而忘了最近的事情，這就是因爲左腦的海馬功能衰退的緣故。至少要以平控帶刺激左腦的海馬，使其隨時保持鮮活的狀態。

老化時肌肉、血管、神經，所有的組織細胞都會硬化。尤其是頸椎挪移時，到達頭腦的血液循環不良，使得供應腦神經細胞的營養和氧都不足，結果腦神經細胞萎縮，造成痴呆的原因。

而其他的器官，像葡萄糖會以糖原的形態、氧也以蛋白質的形態存在於細胞中。因此，當血液循環稍微不良時，還是可以自己補充能量。

但是，腦細胞幾乎不儲藏葡萄糖（糖原）或氧（蛋白質）。換言之，如果不隨時保持新鮮血液的循環，腦細胞的高度功能必須要停止，而第一步就是健忘。

現在醫學對痴呆無計可施，但是如果是剛形成的痴呆，骨盆運動和平控帶療法能夠確實治好。但如果已經經過一段時日的話，就無法再生，因爲腦的神經細胞已經死亡了。

治療「痴呆、健忘」的妙手

滾動頭矯正法

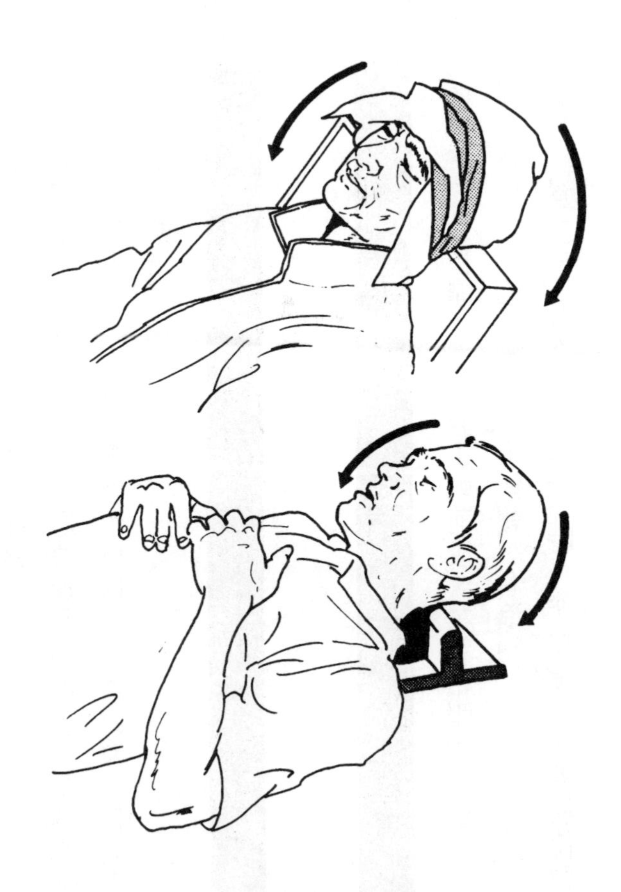

將頭和頸部陷凹的部分抵住椅背的稜角，朝左右滾動。也可以製作 T 字形的木製枕等仰躺進行。

使腦細胞活性化的大前提就是骨盆運動，再加上當成部分療法的平控帶的纏頭捲。把帶子捲在頭上加以刺激，可以使頭部血液循環旺盛。

勒緊頭部，刺激頭部的骨骼，透過骨骼可以將刺激傳達到腦內，刺激腦的神經細胞。一旦放鬆時，刺激就會不斷的擴散，而神經細胞也會擴張，讓血液大量流入，骨骼恢復年輕，提高增血作用——就是這種構造。

▼扇形捲的方法

請參考九十九頁。

▼滾動頭矯正法

①在第一頸椎附近的脖子充分按摩，並將脖子朝前後、左右和側面擺動。

②將脖子和頭根部靠在背椅根部的稜角上，不斷朝左右滾動。

感覺特別容易健忘或是因爲工作疲勞、頭腦茫然時，使用這方法就能使頭腦清晰。

預防「彎腰駝背」
——股關節捲、骨盆運動

●腰開始伸展的理由

這是由於骨盆歪斜造成的。人類一旦長生之後，上半身的重量會加諸在骨盆，骨盆當然會歪斜。

所以，只要矯正骶骼關節的挪移，去除腰肌肉的萎縮、僵硬，腰就能夠伸展。

彎腰駝背的原因是骨盆的前方變位，因此，將恥骨由上往下壓非常重要。

▼股關節捲的方法

刺激股關節要將帶子通過一隻腳的根部，然後在大腿根部的外側讓帶子交叉。一邊伸到骨盆突出處的下方，一邊繞到後面。最後在腰部固定，保持捲著帶子的狀態轉動腰。

做法參考二十七頁，必須注意力道。如果身體過度用力的話會活動不良，這時再轉動就會損傷肌肉，勉強用力會使得身體活動不順暢。不過自己身體到底有沒有用力，本人可以做以下的測驗了解。

①放鬆頸部的力量往前倒，然後放鬆胸部的力量輕輕往前傾，最後放鬆腰部的力量，就好像進行鞠躬的姿勢一樣。

②雙臂往上伸，先放鬆手腕的力量和手肘的力量，最後放鬆肩膀的力量，讓手臂陡然落下。

還要注意的就是在繞腰時，很多人是由臀部下方到腳的部分在轉動。腰的感覺很遲鈍，所以通常不知道自己是否在轉腰。爲了加以矯正，必須注意在站立時腳的寬度。如果腳打開的幅度太寬的話，則可能是用臀部和腳在轉動。如果腳的幅度較狹窄的話，必須要轉動腰才能轉動身體。

預防「腰的彎曲」

股關節捲

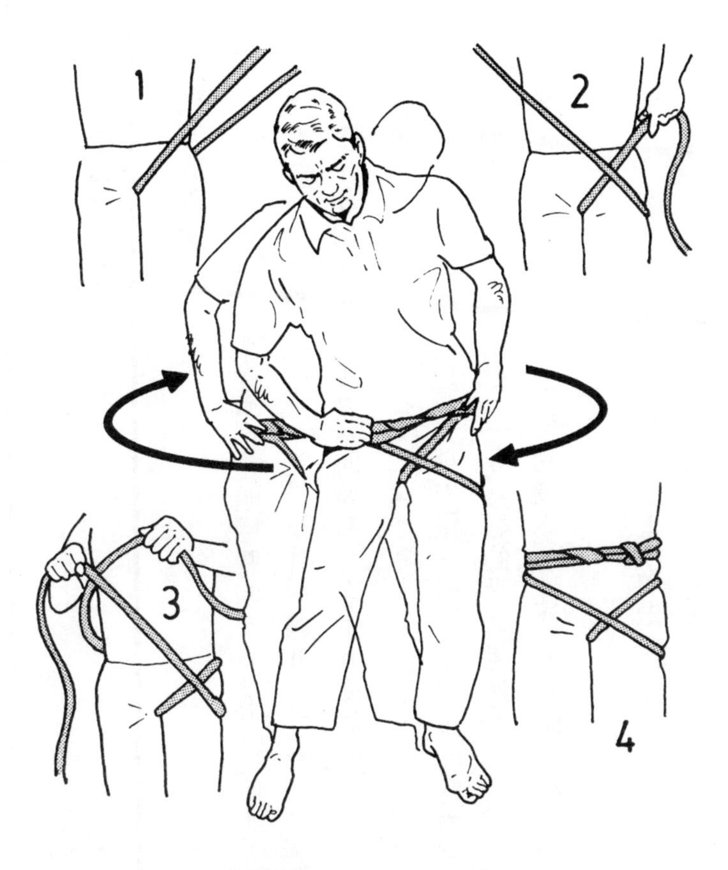

將帶子捲在股關節狀態下轉腰，能夠矯正骶骼關節的挪移，伸展腰的效果。

由「精力減退」中復活
——三角雙重捲、大佛坐法

●骨盆運動是增強精力的同志

所謂「英雄好色」。不論古今中外，領導者都是頭腦聰明而又精力絕倫的人。

戰國時代的德川家康就是「精力超群」的人。光是正式紀錄就有二妻十五妾，隨意挑選就下至十三歲，上到三十年層，在七十五歲時還有一名十九歲的愛妾。

他超強精力的秘密在哪裡呢？

家康從漢方學者那兒學到藥學知識，親自調和精力劑。而家康眞正的精力來源事實上是獵鷹。家康非常喜歡獵鷹，而騎馬事實上是非常好的骨盆運動。

據說「性慾是青春的象徵」。不論男女，不管到幾歲，性慾都不能枯竭，因爲性的快感會成爲健康的根源。

享受人生的方式有很多，包括吃美味的食物、喝酒還有做愛。能夠享受到這種「恍惚的快感」，就能夠延年益壽，在世間沒有比這更好的事情了。

俄羅斯高加索山脈一角的格里西亞共和國，是著名的「長壽國」。這個國家的某個村子超過一百歲的人，幾乎男女會「一週一次」享受性愛之樂，的確令人羨慕。

性愛在世界上是最古老、最棒的安眠藥，在享受過充實性愛之後的快樂滿足感，就能夠順暢的產生熟睡的境地。夫妻與家庭的圓滿，最重要的就是性生活的協調。

但遺憾的是實態如何呢？男性出現陽萎、精力減退現象，女性則是因爲疼痛而拒絕性行爲……，原因都在於骨盆的異常。

事實上，現在「男性的更年期障礙」似乎成了社會問題（？）。陽萎、無性生活……，由於男性荷爾蒙的減少，使得海綿體的機能減退，或是壓力導致自律神經失調而造成這些現象。

雖然沒有幫助，但是還是有性慾。所以在公司出現性騷擾，或是公車上出現色情狂的行爲。爲了避免性騷擾或是色情狂的行爲，一定要防止精力減退，去除陽萎的毛病，重新恢復非常舒服的性的境界才行。最有效的方法就是矯正骨盆的異常。只要治好骶骼關節挪移，就能使你的精力提升。

對女性而言也非常也有效。因爲骶骼關關節的挪移，挪移側的骨盆不斷的往上提，使得骨盆前方的恥骨也會往上提。當骨盆受到壓迫時就會疼痛，因此變得不喜歡做愛。骨盆的外肌、內肌漸漸地都會萎縮，而在重要的中途，如果碰到這些肌肉時，就會感到「疼痛」。

藉著平控帶療法，矯正骶骼關節，使得恥骨回到正確的位置後，當天就可以進行性行爲。藉著乳房和手指的刺激，產生快感，充分分泌黏液，刺激陰道內的肌肉，產生彈性，荷爾蒙和血液循環順暢，下半身溫暖。這時男女都會產生「呀」、「嗯」的呼吸，兩人都會非常滿意，家庭生活圓滿。

骶骼關節沒有挪移，或是骨盆歪斜的「好腰力」的人，會在做愛時不斷使得腰活動……，這也是一種骨盆運動，能使血液循環順暢。

這可以說是人生的好循環。到中年之後，能量消耗激烈，攝取的熱量幾乎全都消耗掉，體重沒有增加，也沒有贅肉，與中年發胖無緣。

只要骨盆正常，就會產生由腦下垂體或是甲狀腺分泌的多巴胺、甲狀腺素等，稱爲「快感荷爾蒙」。多巴胺有「滿足荷爾蒙」之稱，而甲狀腺素則稱爲「幹勁荷爾蒙」。

雖然男性年紀大了之後會出現一種不好的荷爾蒙，稱爲抗睪丸素，會阻礙睪丸分泌出提高「男性功能」的性荷爾蒙睪丸素的作用。換言之，即使骨盆正常，這也可能是造成降低性功能。

因此，要刺激交感神經的作用，去除不安感，就能使症狀痊癒……。

▼三角雙重捲的做法

參考九十一頁，是使通過腹股溝部的粗大動脈血管暫時停止的方法。停止二十～三十秒之後啪的放鬆，血液會瞬間好像熱水流入內股一般，停滯的血液會大量流到腳。

而這時腹部、腰部的血液循環順暢，尤其第三腰椎的「勃起中樞」會受到刺激。而內股的肌肉放鬆，在內側的睪丸機能就會提升。

——勃起不全分爲精神性和機能性。如果是機能性的話，一〇〇%都和骨盆異常有關。

精神性的陽萎是即使看到裸體女性，也不會有任何的感覺。而機能性陽萎則是雖然感覺性慾，但是無法勃起的狀態。

首先來說明一下關於勃起的構造。

①感覺性慾→②腦下垂體荷爾蒙分泌，命令中樞神經「打開通往陰莖的血管」→③大量血液流入海綿體→④膨脹——具有以上的順序。

那裡並沒有軟骨，只是靠血液衝血而變硬。因此，如果血液循環不順暢的話，就無法發揮男性的功能。

▼大佛坐法

①在頭上擺硬枕頭並左右搖晃。

②保持這狀態緊縮肛門，這時血液就會流入沒有元氣的陰莖，立刻勃起。同時前列腺從兩側被拉扯，感度會增加。

③用手指用力摩擦骨盆的骶骼關節部分。

④將側腹的肉捏二、三公分搖晃，因爲副腎就在這裡，可以刺激皮質荷爾蒙的分泌。

⑤用手掌按摩心窩。

⑥用雙手手掌夾住陰莖，好像搓繩子似的往上搓，持續一陣子後啪的將手放鬆。

男性本身的性器官是以海綿體爲主的柔軟組織，若突然揉搓後啪的放開，能夠擴張皮下的毛細血管，使血液循環順暢。並利用血液中的氧和營養素，使得細胞組織新陳代謝。海綿體本身不會老化，隨時都能保持青春新鮮。

第 4 章

對於醫院無法治好的宿疾也有效

▼從根本治癒花粉症、慢性腰痛、手腳冰冷症、高血壓……煩惱的種子

逃脫痛苦的「花粉症」
——提額骨法、壓鼻法

●即使無特效藥的症狀也能減輕

花粉症是接觸杉等植物花粉而過敏的症狀。去看醫師雖然能拿回藥物，但只是停止流鼻水、打噴嚏、眼睛發癢等症狀的藥物而已，根本不是治療「花粉症」的藥物。

花粉症並沒有可以治療的藥物，外科治療則是對於後脖頸進行神經遮斷手術，但是無法得到一〇〇%的成果。從引起花粉症的原因而言，這只不過是對症療法而已。

那麼花粉症的根本原因是什麼呢？就是「免疫過敏」。

杉等的花粉通過口或黏液的鼻膜進入體內。但是這種小分子無法被胃液或唾液消化，因此，以往都可以自由來去我們的體內。

花粉和細菌不同，對人體無害，因此體內的免疫系統，例如，白血球或殺手T細胞、淋巴球等不會理會花粉。

不過最近細菌不斷的增強，像MRSA等，即使使用抗生素也殺不死的耐性菌出現了。所以免疫系統變得非常過敏，甚至對於細菌以外，人畜無害的異物花粉等，一旦進入體內時，就會展現猛烈的攻擊，形成所謂的過剩反應，因此形成了免疫抗體。而花粉的屍體藉著打噴嚏、流鼻水的方式排出體外。我們身體的免疫，也就是對抗病原菌的防禦網，非常的精巧。像發燒就可以說是爲了殺死病原菌的巧妙防禦方式。

在我們的體內棲息著無數的細菌類，不過幾乎都是和我們長期交往，能夠幫助我們的生物體反應的益菌。例如，在小腸分解食物的殘渣，使其變成糞便的腐敗菌等，在我們的身體維持健康狀態之下對我們有所幫助。

而這些菌類的功能，能夠有效提升的溫度是攝氏三十六度，也就是我們平均體溫的溫度。因此，當危害我們身體的病原菌侵入時，體溫會上升加以擊退。像感冒菌會被三十九度的熱殺死，赤痢菌則是四十度以上。我們的身體爲了維持對人體而言最理想的三十六度，必須要燃燒氧或營養製造熱。穿著衣服是避免熱的流失，而太熱的話就會流汗，使熱放散。

所以體溫不可以高或低於三十六度。可是當花粉進入時不會產生熱，而在平溫內的狀態下要加以擊退，免疫系統就會造成過敏反應。

老實說，對於這種免疫系統的異常，即使使用平控帶療法也無法根本治療。可是

提額骨法、壓鼻法

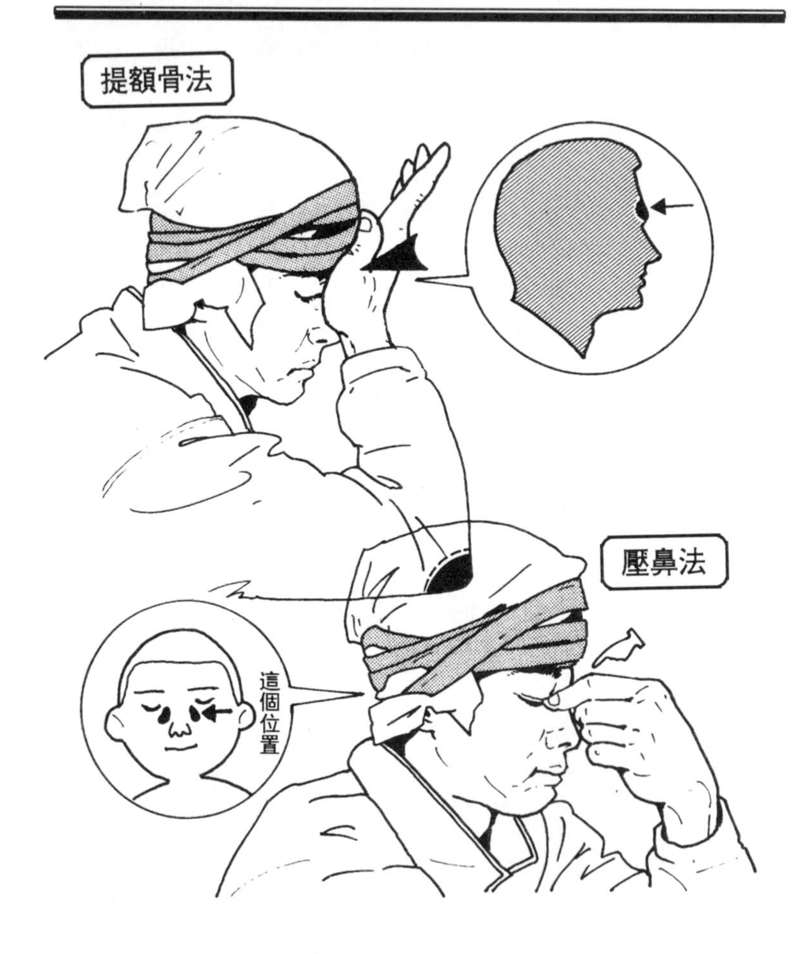

手肘撐在桌上與額骨（額頭突出的部分）保持垂直，將下巴往下壓。此外按壓鼻子左右陷凹處，這樣使鼻子通暢。併用扇形捲也不錯。

不必進行像神經遮斷等外科手術，就能夠減輕諸症狀。

▼扇形捲的方法

參考九十九頁，刺激頸椎使鼻子通暢。

▼提額骨法、壓鼻法

(1) **提額骨法**

彎曲手肘，手形成耙子狀將額骨（額頭突出部）往上提。

(2) **壓鼻法**

按壓鼻子左右的陷凹處。

斷絕「慢性頭痛」
——扇形捲、太陽穴刺激法

●煩惱的原因在於頭之外

一旦疼痛時，不管是誰都覺得非常痛苦，甚至為了逃離這種痛苦而服用止痛藥。但是，頭痛卻是通知身體異常的危險信號。

因此，如果服用止痛藥的話，異常狀態會在體內不斷的進行，而我們也不知道。慢性頭痛非常危險，可是藉著調整骨盆，去除肩膀、頸部、背肌的僵硬，結果治好頭痛的例子也不少。

便秘、內臟疾病、缺氧都會造成頭痛……原因有很多，但是，如果改善根本原因骶骼關節的挪移，使得脊椎歪斜正常化，頸椎筆直，這樣就能夠促進頭部的血液循環，抑制頭痛。

▼扇形捲的作法

將兩公尺的中型帶子，按照纏頭捲的要領，水平的捲在頭上帶子。先仔細的抵住後脖頸（頸椎）慢慢的斜向捲起，然後緊緊的固定後，啪的放鬆，對於偏頭痛等會產生速效。

▼太陽穴刺激法

①每天都要進行二十分鐘的骨盆運動，然後從頸部下方到顴骨捲帶子。兩端握拳，拳頭停止在眼上，揉捏眼睛。

②從頸部到耳下，按照同樣的要領捲帶子並轉動太陽穴，脖子朝左右轉動。

③脖子抵住椅背等硬的東西，朝左右滾動。

治療頑固的「便秘」

——大臂V字捲、壓迫腹部扭動法

●光靠食物運動的努力無法消除便秘的理由

最近大家漸漸了解便秘的害處，想要消除便秘的人增加了。

多攝取纖維質的蔬菜、多攝取水分、做適當的運動……等等的方法，有助於消除便秘。而且按照這種程度的努力就能消除便秘。

但，還是有光靠這些努力無法消除的便秘。由於骨盆歪斜使得功能不良，就會引起頑固的便秘。

便秘的原因大多是即使產生便意，卻忍耐便意而造成的習慣性便秘，或是旅行的環境改變時所引起的神經性便秘。不過這些都是因爲自律神經失調，而造成肛門括約肌機能減退所引起的。

最糟糕的是，當肛門括約肌功能遲鈍時，大腸黏液分泌不順暢，就更不容易排出糞便。

從口到肛門距離約六公尺。

食物在這段期間內被消化，成爲糞便排泄出來。

由胃和小腸加以消化吸收，在進入大腸之前大約是七～八小時。大腸將小腸沒消化完的纖維質或穀類等加以分解的同時，從內容物中吸收水分，使其變硬。取而代之的是分泌黏液，做好讓這些殘渣輕鬆通過肛門的準備。當糞便積存在直腸而積滿時，就會產生便意。

從攝取食物到排泄爲止的時間，因食物種類而不同，不過平均爲四十八小時。

一旦便秘的話，就變成七十二小時。即使是捨不得丟東西的節約家，也不可以節省糞便的排出。

女性因爲長腫包、肌膚乾燥或是肚子經常有發脹的感覺而不舒服。

以上就是排便的構造。但是根據我的觀察，發現便秘與骨盆及其附屬的肌肉有密切的關係。自律神經當中，交感神經由腰椎伸出，副交感神經從骶骨伸出。因此只要矯正骨盆的混亂，使得脊椎恢復正常，就能夠停止便秘。

▼大臀V字捲的方法

與〈骨盆捲〉不同之處就是臀大肌，就是臀部的肌肉往上抬，同時伸展髂腰肌。只要使用五公尺的小型帶子就可以完全捲好。

捲法如下：

①將帶子的中心從腰的後方繞到前面，在腰部的中心打死結。

②打死結的帶子各自繞到股間，然後在腰部後方左右各打一條結（這時後方呈V字形）。

③也是打死結，綁緊一些。然後從肚臍垂直落下到股間的兩條帶子，各一條從內側拉向左右，剩下的繞到後面，左右兩邊都捲到大腿根部。

——捲著鬆一些，長時間捲著也無妨，不會妨礙平常的活動。

這樣就能去除全身的疲勞，治好便秘。

肌膚也會產生光澤。

治療頑固的「便秘」

大臀V字捲

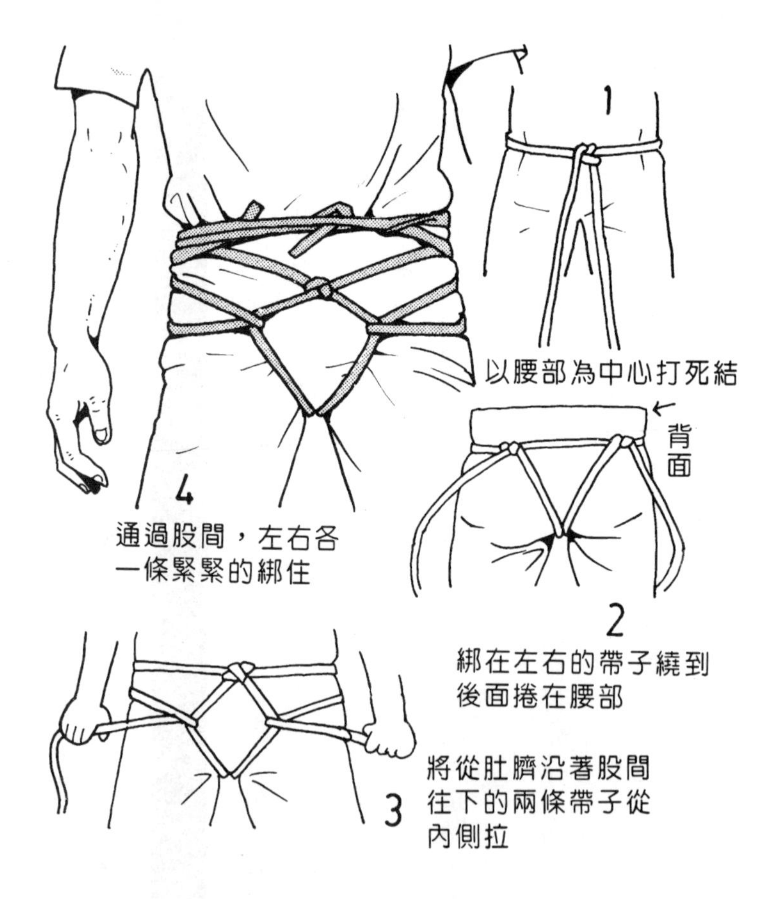

將臀大肌（臀部的肌肉）往上抬，同時伸展髂腰肌的捲法，對於慢性的便秘有效。

▼壓迫腹部扭動法、擺動旋轉法

(1) 壓迫腹部扭動法

①仰躺，雙手交疊置於肚臍上方。

②好像按壓似的直線朝下腹放下。

③其次，按照骨盆運動要領，用力大幅度的扭轉腰。好像寫日文「の」字似的通過右腹，按壓左腹。這樣就能使腸的活動旺盛，促進腸的血液循環。

④早起時喝五杯水，這樣就能夠清洗腸，一口氣消除便秘的煩惱。

(2) 擺動扭轉法

腳朝側面打開半步，手插腰，好像跳舞似的擺動，扭轉臀部。左右各五十次，早晚都要進行。

下腹部感覺疼痛的話，表示黏在腸壁的宿便脫落，不必擔心。

(3) 骨盆運動

便秘時特別仔細的做。每天至少做二百次，最好做四百次。

治療頑固的「便秘」

壓迫腹部扭轉法、擺動扭轉法

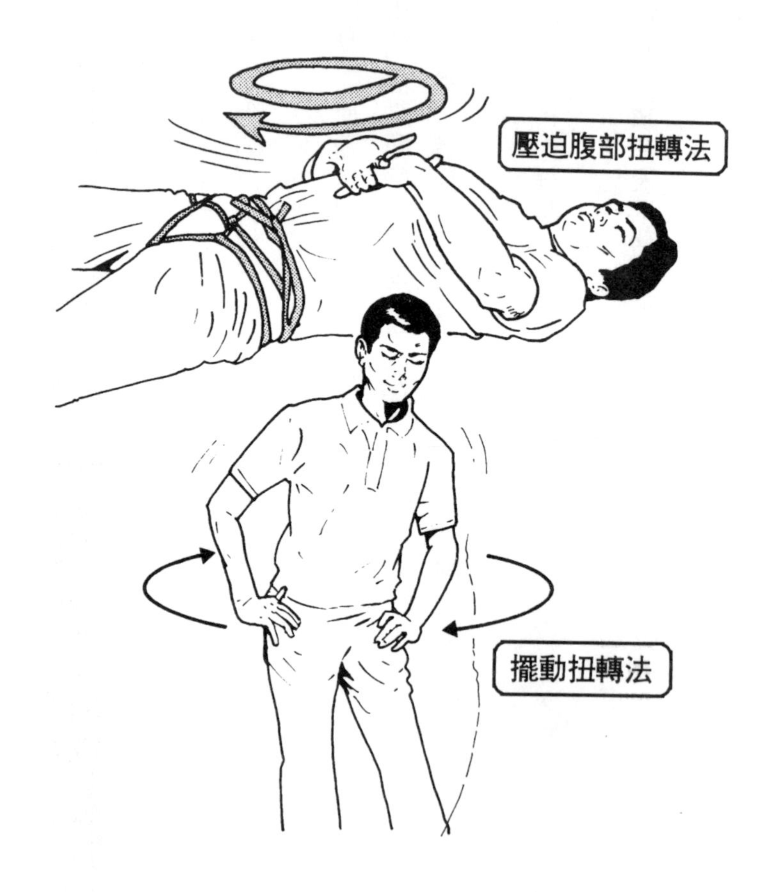

首先雙手從肚臍朝下腹的方向，往下好像寫「の」似的按壓腹部。好像擺動跳舞似的扭轉腹部。

對於「慢性腰痛」具有絕佳效果

——骨盆捲、股關節捲、腰・膝扭轉法

●首先要檢查骶骼關節挪移

雖然有點在意的腰痛一下就消失了，但是消失不見得就是治好，可能是組織變硬，不會感覺疼痛而已。

一旦組織僵硬，疼痛消失時，會造成「動作不良」。漸漸地就會出現肩膀酸痛、腳的疲勞、疼痛等，連內臟也不好。

得大病的人，在事前一定會有輕微的腰痛，理由就在於此。因爲疼痛減輕卻忽略了腰痛，實在是非常糟糕的事情。

不管是誰都可以進行這骨盆捲和骨盆運動，雖然只是單純動作，但是只要持續做，就會出現效果。

尤其對慢性腰痛的效果非常好。

在此介紹一下自行診斷骶骼關節是否挪移的方法。

最好的方法就是洗好澡時光著身子站在大鏡子前面，如果有一邊的肩膀往上抬，表示朝上抬那一側的骶骼關節已經挪移了。

如果肩膀平行，鼻子、胸骨、肚臍及陰部的線條都在一直線上，則表示你的脊椎和骶骼關節都非常的健全。

此外，如果單腳站立時閉上眼睛，不會搖晃，站得很好，表示骶骼關節健全。左右腳要交互進行，如果不穩，則表示左、右腳不穩側的骶骼關節挪移。

張開眼睛時，在耳內的平衡感覺會發生調節平衡作用。而閉上眼睛時無法發揮，因此只好靠骶骼關節支撐身體。能夠靜靜的承受體重，完全靜止而不會搖晃，表示你的骶骼關節良好。如果用左腳站立會搖晃，就表示左邊的骶骼關節不好。

正坐或是以立正的姿勢站著，閉上眼睛，雙臂朝側面張開，握緊拳頭，伸出左右手的食指，讓食指在身體前對合。如果能完全對合，表示個人的骶骼關節並沒有混亂。如果上下挪移的幅度越大的話，骨骼的歪斜也越大，這是分辨骶骼關節挪移的簡單方法。

坐在椅子上，動不動就會腳交疊，或是經常都是同一隻腳在上面的話，則表示這隻腳側的骶骼關節混亂。不好的腳容易疲倦，會向健全的腳求救。

檢查自己骶髂關節挪移的狀態

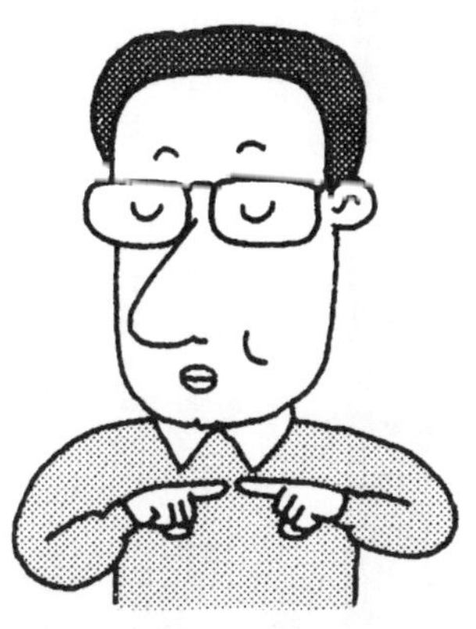

閉上雙眼，食指
指尖是否能對合

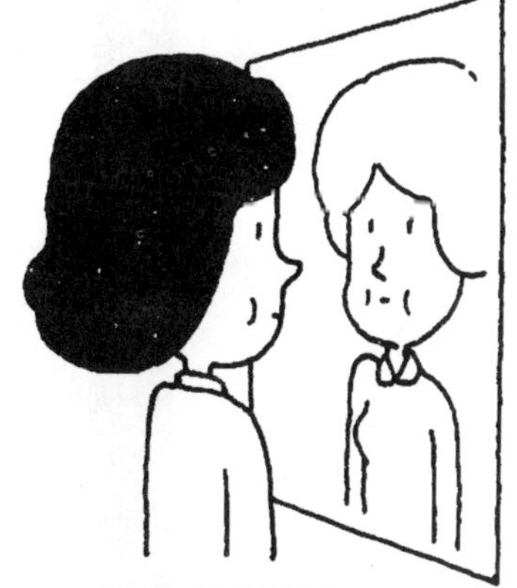

站在鏡子前面
→可以看到哪一邊的
肩膀朝上方

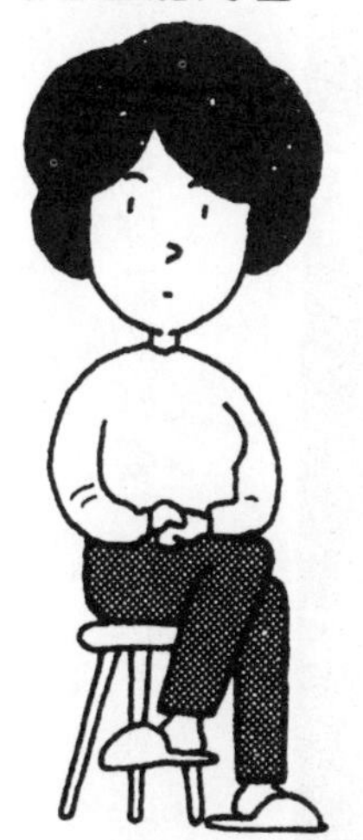

是否經常都是同一隻
腳翹在另一隻腳上呢

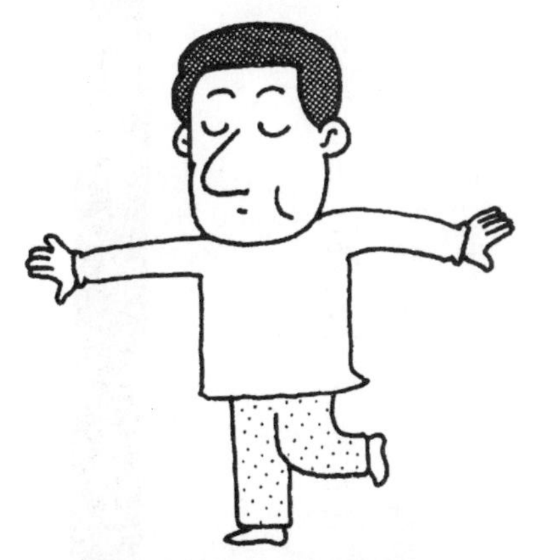

閉上雙眼，單腳站立
→是否不論用哪一隻
腳站立都不會搖晃

骶骼關節沒有挪移的人，以正確的坐姿坐著會覺得很舒服。相反的，挪移的人喜歡靠在椅背或是椅子扶手上。

人類挺直背肌的姿勢才是正確的，也是最容易控制的好姿勢，因爲體重重心會在身體的正中央。

▼骨盆捲、股關節捲的方法

〈骨盆捲〉參考二十六頁，〈股關節捲〉參考一八三頁。

▼骨盆運動、腰・膝扭轉法

(1) 骨盆運動

首先要仔細的做骨盆運動。

繞的圈越大或是次數越多越好。看來輕鬆，事實上卻是相當大的運動量。

平常不做運動的人，如果一次突然做很多下會感到疼痛，這個疼痛就是組織鬆弛、神經機能充分發揮作用的證明。而就算疼痛也要持續忍耐做平控帶運動，漸漸地就能調整體調。絕對不要輸給疼痛而在中途放棄。

因此，要考慮自己的體調，剛開始要在不勉強的程度下進行，並控制活動的大小及次數。習慣了之後，就能增加次數與擴大轉動半徑。

任何事情忍耐是最重要的。使用平控帶的骨盆運動，每天只要持續十分鐘，就能消除腰痛。健康的人就有舒適的體調，不需要看醫師了。

尤其對於慢性腰痛具有絕佳的效果。

在日常生活當中，感覺足腰有點沉重時，藉著這個〈骨盆捲〉勒緊腰部來工作，就會覺得很輕鬆了。

(2) 腰．膝扭轉法

①好像抱著坐墊似的俯臥，屈膝，腰朝左右擺動。最初在可以忍受的範圍內進行，然後慢慢擴大擺動的幅度。利用腳的惰力來進行。

②接著握緊雙腳腳脖子，腳張開半步，彎曲膝蓋並活動膝。

③手捏住腳趾，繞腳脖子。

——這樣就能夠使腰輕鬆，能做日常動作，慢慢的就能去除倦怠。

與西方醫學相比較，東方醫學系統的治療法比較合理。

指壓或針灸是刺激全身六五七處的穴道。

雖然不是根本療法，但是能使血液循環順暢，具有去除末端肌肉萎縮的效果。針灸是刺激神經，具有抑制疼痛的效果。可惜的是，一旦成爲重症疾病時，使用這些方法都無效。

像一些磁氣系列的貼藥或是溫暖濕布療法，雖然無害，但是對於腰痛治療效果有限。如果貼的範圍太廣泛的話，會阻礙皮膚呼吸。護帶雖然具有伸縮性，但是範圍太廣泛了。

如果要當成人工唧筒的話，這些東西都無法和平控帶比較。

改變「貧血體質」——手腳指捲、握拳挺胸法

●利用這方法自然增強體力

貧血是因爲腦的毛細血管無法吸收新鮮血液而造成的。因此強化毛細血管，送入血液的對策非常重要。

而且一定要迅速回收腦內發生的疲勞物質才行。

改變「貧血」體質

手腳指捲、握拳挺胸法

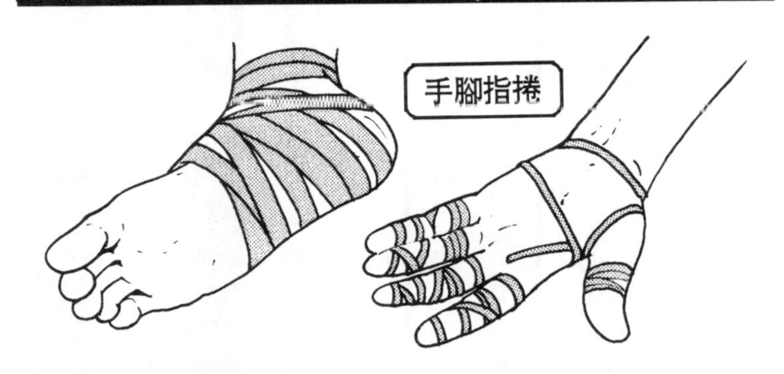

帶子用力捲在手指、脚趾上，然後啪的鬆開，
這樣血液就能送達指尖

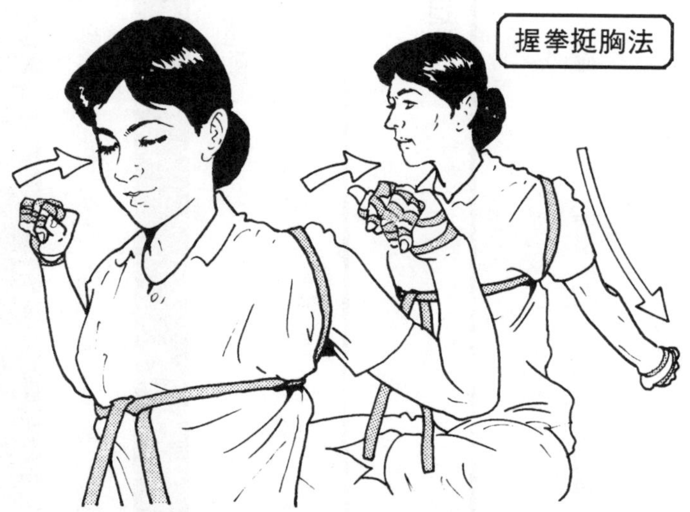

伸直腰，握拳，彎曲手肘，做出挺胸的姿勢往
後仰。對於背部、肩膀、頸部的酸痛有效。

▼扇形捲、手腳指捲、兩肩捲的做法

〈扇形捲〉參考九十九頁，〈手腳指捲〉參考二〇七頁，〈兩肩捲〉參考一四八頁。

▼握拳挺胸法

去除從腰部到背部、肩膀、頸部酸痛的運動。

伸直腰，握拳，彎曲手肘，胸部往後仰做挺胸的姿勢。

治療「慢性胃炎」

——腰十字捲、胸椎壓迫法

●從強烈的胃炎到疼痛都可以去除

要治好慢性胃炎，並不光是做一些簡單體操就可以。胃炎的原因非常複雜，治療法也不能一概而論。

例如，唾液不足，胃液不容易分泌出來，就會形成無胃酸症，而分泌過多又會造

成胃酸過多症。

如果沒有胃酸，無法在胃中進行消化的食物就會送達十二指腸。或是食物無法充分磨碎時，幽門的自動門無法打開，食物一直積存在胃中，造成胃不消化的原因。

那麼胃酸過多又是如何形成的呢?就是胃液破壞了自己的胃壁，產生一種自壞作用，造成胃糜爛、胃潰瘍的原因。

胃下垂也會成爲胃糜爛、胃潰瘍的原因。因爲一旦胃下垂時，食物會集中在胃的最下方。而由胃上方所分泌的胃液因爲無法接觸食物，因此胃液會不斷損傷胃壁，破壞了自己。如此一來，就會喪失胃本身的功能。

進行平控帶療法，就可以治好輕微的胃炎或是防止罹患胃炎。

平控帶療法，是將焦點聚集在去除身體疲勞的根本上。

因爲以第七胸椎爲主，脊椎骨的混亂，造成胃的支配不良。胃液和膽汁的分泌，以及來自胰臟胰液的分泌，所有的分泌都不順暢，食物很難被消化，當然營養無法到達全身。

所以要治療、防止胃炎的先決條件，就是要矯正第七胸椎的挪移。

提到胃病，最近一種新型的病毒「皮洛里菌」成爲話題。胃黏膜中的白血球（嗜中性白細胞）過剩生產活性氧而破壞胃黏膜，引起胃炎。

只要不產生活性氧，促進血液循環，在體內製造大量的抗氧化酵素就可以了。

防止活性氧之害的抗氧化酵素，四十歲之前在每個人體內都會生產，可以防止活性氧之害。但是四十歲之後生產量陡降，因而會形成老化的原因。

但是，只要大量供給新鮮血液，就不會使得抗氧化酵素的生產陡降。

▼腰十字捲的做法

①使用長五公尺的小型帶

②抵住胸部下方，然後繞到後面，在背面交叉之後，從兩肩的上方繞到前面。通過腋下在背部交叉。最後再回到前面，在肚臍上交叉，剩餘的則捲在腰部。

——捲法很簡單，但是可以挺直背肌，去除肩膀酸痛、頸部酸痛和背部的僵硬。同時具有豐胸效果，消除胃下垂。

這個捲法可以使胃的神經支配旺盛，提高胃的功能。體質較弱的女性一定要嘗試一下。

治療「慢性胃炎」

腰十字捲

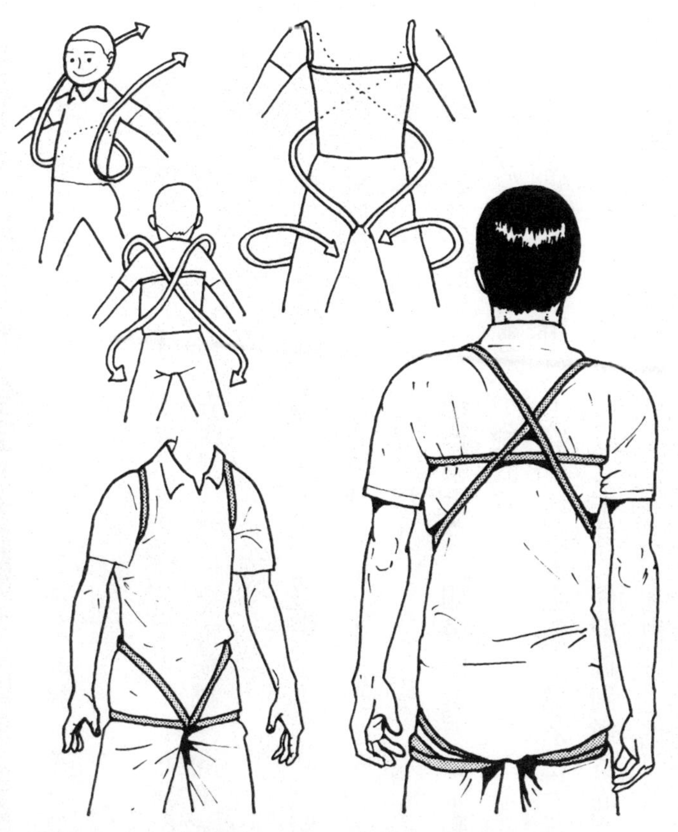

如果是矯正脊椎挪移的捲法，則可以從根本治好胃功能。捲得緊一些，在2～3分鐘之後啪的鬆開也有效。在不會感覺疼痛的狀態下長時間捲著也無妨。

▼胸椎壓迫法

①用雙手拇指用力按壓背骨的兩側、肩胛骨下方。最初可能搆不著，但是慢慢的做就可以搆著了。

②在這種情況下，上身朝上下、左右移動。

③將帶子捲在第七胸椎附近後，上身朝左右繞。這時就能使挪移的第七胸椎回到正常位置，去除在內臟所產生的障礙。

④以第七胸椎爲主，其兩側各花三分鐘用拇指用力按壓，手繞到背部肩胛骨下側，用拇指抵住。身體已經僵硬的成人男子恐怕手搆不著，但是要多努力讓手搆著。女性或是兒童，因爲身體柔軟，因此可以輕易往上提。

⑤拇指抵住身體後仰，然後往前傾，最後扭轉上身。如果做這運動時聽到聲音，表示背骨回到正常位置。對於胃痛具有意想不到的效果。

此外，因爲胃炎造成疼痛的人，使用以下的方法具有止痛的速效性。

①「患者」坐在地上，雙腳往前伸出，挺直上半身。你則繞到患者的背後，屈膝落腰，腳打開半步，膝蓋對合，抵住對方的背部。無法順利取得這個姿勢的人，可以

治療「慢性胃炎」

胸椎壓迫法

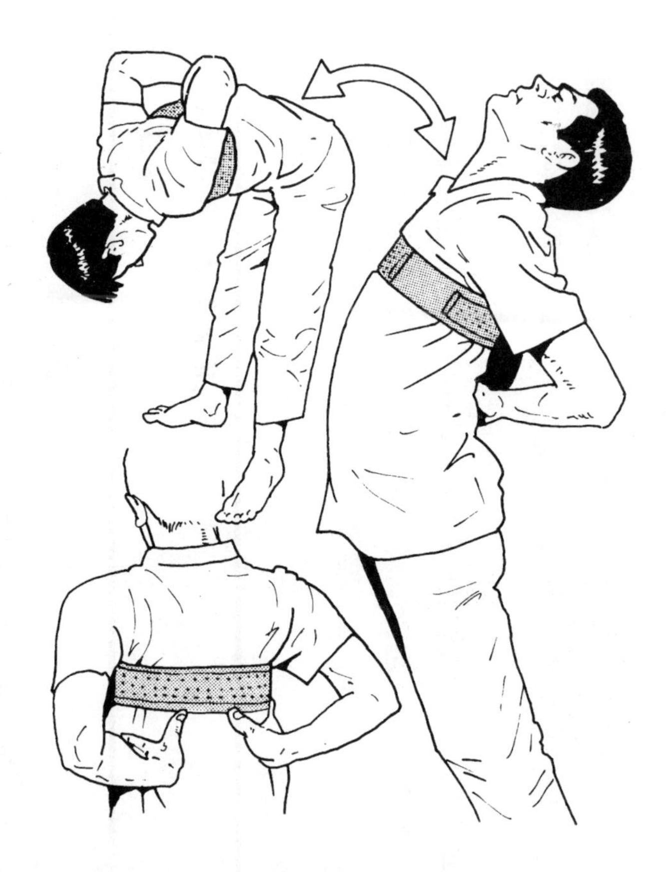

帶子捲在胸下（第七胸椎）附近，用拇指輕輕按壓肩胛骨下方，身體後仰、前屈。

將坐墊對摺，塞在臀下。

②要對方放鬆身體的力量，頭抵住對方的枕骨，按照撞頭的要領來進行。雙手繞過對方的腋下交叉之後，將對方的肩膀往上提。

治療已經放棄的「痔瘡」
——大臀V字捲、壓肛門法

●體貼纖細括約肌的療法

直接進行排便作業的是肛門括約肌，不過具有內外兩種肌肉。肛門內的括約肌是由大腸的肌層變化發達而來的，是平滑肌肌肉組織，無法靠自己的意志來移動。

因此，必須要有人說「芝麻開門」的咒語才行。而負責這項任務的就是骶骨神經叢。

骶骨神經叢與骶骼關節有關，因此當骨盆混亂時，骶骨神經叢就忘了對肛門內括約肌下達「芝麻開門」的指令。而且指令即使送達也非常的軟弱，因此，肛門內括約肌不為所動。

肌肉不動就會萎縮，機能減退，減弱送出糞便的力量。

當骶骨神經叢發揮正常功能時，肛門內括約肌一接受指令就開始活動，會將糞便擠到肛門。

在肛門口有「肛門提肌」在等待著。尾骨骼骨肌、尾骨恥骨肌、尾骨坐骨肌等，接受來自肛門內括約肌的指令而收縮。這時掌管肛門開閉的肛門外括約肌就會放鬆肛門。

肛門外括約肌是橫紋肌，接受運動神經的支配，可以靠自己的意志來使用。這就是可以靠自己的意志在中途切斷糞便的理由。

痔瘡的治療法與「便秘」的治療法具有共通點。直接刺激肛門括約肌的同時，也可以恢復骶骨神經叢的司令系統。

疣痔，是由於肛門靜脈的瘀血而引起的。

在肛門周圍遍佈許多靜脈網，進行「情報收集」。大致可分爲上、中、下三種直腸靜脈。下直腸靜脈最發達，在中途好像瘤一樣膨脹。而這裡稱爲直腸靜脈叢，當這裡積存靜脈血時，就會造成瘀血。

可以利用平控帶療法去除這個瘀血。

▼大臀V字捲的做法

參考一九八頁，直接刺激肛門括約肌。

▼壓肛門法

①在排便時按壓肛門突出的部分。

裂痔、疣痔或脫肛的療法，首先利用溫濕布等溫熱之後，洗淨手指，中指插入肛門中壓迫骨盆深處。

順序就是，在此之前要用手指慢慢按壓肛門周圍，驅散靜脈的瘀血，使血液循環順暢。每一次排便時都用水清洗臀部，但是不必進行很久，三、四次立刻就能產生效果。

尤其是裂痔，使用煎蛋時所產生的蛋黃油非常有效。蛋黃煎焦變黑還繼續煎的話，最後就會發出碰的聲音，使碳化部分的油分離，剩下黏黏的蛋黃油。

內服對於心臟病有效，但是當成膏藥塗抹於患部時，能迅速治好裂痔。

當然，也要進行去除骨盆歪斜以及脊柱挪移的骨盆運動。

②俯臥。腳從膝蓋彎曲、打直。

按照這樣的姿勢，將打直的腳盡量朝左右扭動。

這樣，就能促進臀部的血液循環。

擊退「肝臟病」
——肝臟捲、擠肝臟法

●不必切除就能治好的「沉默臟器」的秘密

「一定要動手術，一定要切掉。」

醫師動不動就鼓勵動手術，若無其事的切掉，但是費用由誰來付呢？當然是醫療保險。雖然有保險就可以動手術切除，但是患者卻在一個月後就死亡……。

這不是開玩笑的。近代醫學也無法讓肝功能不斷的維持現狀，惡化的肝臟無法治好。

肝臟有「沉默臟器」之稱，是個勤勞者，但是忍耐力很強。

肝臟功能大致分為七種。如果要詳細區分的話，大約分成七百種工作。包括有毒物質的分解、酒精的分解、膽汁的分泌、營養的儲藏、糖原的生成與處理、尿素和尿酸的生成、血球的破壞作用等等，掌管各種的化學變化。

即使受損三〇%也不會發出警告信號，因此是令人擔心的臟器。

不過，我們想太多反而會使自己的身體惡化。請想想用四隻腳走路的時代，關鍵非常的簡單，就是我所說的萬病骶骼關節一元論。

肝硬化、肝不全、血清肝炎聽起來好像是不同的疾病，但事實上這只不過是出現在人體中症狀具有微妙差距的疾病。雖然病名不同，但都是因爲骶骼關節挪移所引起的血液循環不全——一語就可以道盡一切。

我的療法是要進行肝臟諸病，不要執著於末端症狀，要從根本治療挪移或歪斜。引起肝障礙的原因是什麼呢?肝臟細胞最初會出現「過氧化」現象，這是經由動物實驗證明的事實。

細胞的過氧化在第三章已經說明過了。這是細胞膜的磷脂質（不飽和脂肪酸）過氧化，變爲壞的過氧化脂質而造成的。

當過氧化進行時，肝臟萎縮，最後會出現凹凸不平的現象，變成肝硬化、肝癌。

所以，第一要件就是要防止肝細胞的過氧化，要將大量磷脂質送達肝細胞，提高細胞膜的保護機能才行。

還是萬病一元，血液循環論的結論。換言之，只要血液循環順暢，就能防止細胞膜的氧化，期待磷脂質抗氧化的機能出現。

此外，還有膽固醇問題。膽固醇，我們經常有「好」、「壞」之分，但同樣都是脂質的同類，都由肝臟加以控制。其工作就是將蛋白運送到細胞（核）的「送貨員」。

細胞膜是由五〇％的磷脂質（不飽和脂肪酸），二十五％的糖脂質，二十五％的膽固醇脂質構成的。這個膽固醇原本是在副腎製造皮質荷爾蒙的材料，也是在性腺製造性荷爾蒙的原料，非常重要。

經由飲食攝取到體內的蛋白質，首先變成蛋白質度較高的膽固醇結合物質（HDL）運送到細胞。

到達細胞後釋放蛋白質的膽固醇，一部分在細胞膜與老舊的膽固醇交替，然後再揹著由細胞核排出的老廢物蛋白質回到血液中。而這時就是蛋白質度較低的膽固醇結合物質（LDL）。

LDL在健康狀態下，會再回到肝臟進行解毒，成爲老廢物排泄到體外。但是飲酒過度等肝臟功能衰弱時，來不及解毒就直接送達動脈。

換言之，當肝臟衰弱時，就會形成動脈硬化或腦中風等血液循環障礙的原因。所以要儘早利用平控帶療法提高肝功能。

調查自己肝功能，最簡單的狀態就是仰躺，用中指指尖按壓右下方肋骨部分。指尖如果深入腹中也不會感覺疼痛的話，就沒問題了。

相反的，如果感覺疼痛或是有硬塊，則是肝臟硬化，必須使其活性化才行。

即使惡化的人，每天持續運動也能強化肝臟功能。

尤其愛喝酒的人，趁著還未硬化時多做點運動，即使稍微多喝一點也不要緊。

▼肝臟捲的做法

參考一〇六頁，用兩公尺的大型帶子牢牢的捲住肝臟部。

▼擠肝臟法

①從肋骨上方，好像將手指壓住似的用力擠肝臟位置的右側腹，然後啪的放開。

這樣子就能去除對肝臟的壓迫，讓新鮮的血液進入。

②保持同樣的狀態（雙臂在胸前交叉，用力擠壓），扭轉上半身，左肩先朝前突

擊退「肝臟病」

肝臟捲、擠肝臟法

從肋骨上方按壓肝臟
所在位置的右側腹

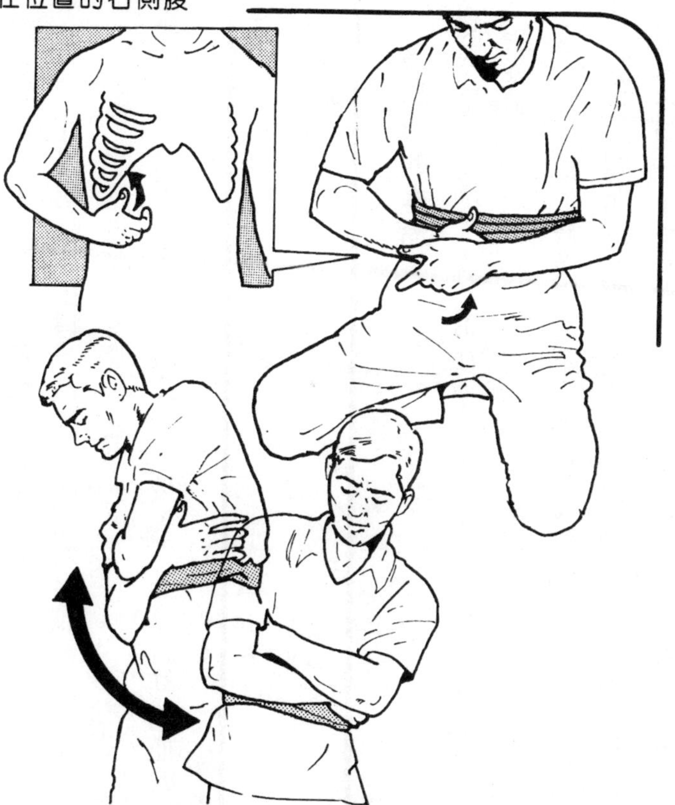

用力擠右側腹的狀態下，上半身朝左右扭轉，
可以鍛鍊肝臟功能。

出，然後換右肩往前突出。下半身保持固定不要動，只有肝臟部分移動。

③從上方在肝臟的部分捲帶子，手交疊置於胸前按壓，同時進行左右扭轉運動。

④用右手肘推肝臟上方，身體朝左右扭轉。這樣就能用右肘刺激肝臟，刺激血液循環。每天反覆進行四、五次，當然也要併用骨盆運動。

——以上運動重點就是擠肝臟，將淤滯的血液送出後，再吸收新鮮的血液。

降低「高血壓」

——五處捲

●「非藥物療法」是最新的本命

高血壓是非常難治的疾病。有的人說是遺傳要素，有的人卻說不是如此，一旦接受降壓劑的照顧後就不能離手。

但是，必須要慢慢減少使用量，最後變成不需要使用降壓劑也無妨的體質。

首先是鹽分（飲食限制）的問題。的確，鹽分與高血壓有明確的因果關係，但是我認爲該建立一個即使有一些鹽分，也能在體內消化的體質——這是我的想法。

最近很多醫師也有這層認識，重新評估不依賴藥物的「非藥物療法」的優點。而我的平控帶療法就是其中之一。

最近，看到這樣一篇新聞報導。

在美國加州西奧克蘭健康中心，對於一一〇名高血壓患者（男女），歷經三個月進行①冥想、②放鬆法、③改善生活習慣——三種主題的降壓劑效果實驗。

比較結果，發現「冥想」與其他兩者相比，提高了兩倍降壓效果。

關於實驗的詳細資料不得而知，但是既然是好的方法就值得一試。冥想與藥或鹽分都無關，也許可以併用我的平控帶療法。

總之，血壓的原理是心臟的收縮與血壓的連續動作。藉著收縮，將心臟內的血液擠出，這個壓力使得血管膨脹，經由反彈而收縮。這都是主動脈↓中動脈↓小動脈陸續動作而送達毛細血管。

如果在中途骨骼混亂，這個部分的肌肉萎縮而壓迫血管，血液在此停滯就無法送達末端。而末端向大腦發出求救訊號，大腦則藉著自律神經將命令傳達到心臟，心臟就必須更用力的收縮或擴張，這就是本態性高血壓。

因爲有這種構造，因此即使服用藥物也無法完全治癒。藥物太強的話，會對身體造成副作用。但是只要調整骨盆，矯正骨骼的混亂，去除肌肉的萎縮，血管不會受到壓迫，血液恢復正常，對心臟就不會有以上的負擔了。

▼手足捲、五處捲的方法

可以併用先前所介紹的手捲、手肘捲、足捲、腳跟捲等所有的捲法，然後啪的放鬆。不要從正面攻擊，要從背後依序攻陷城池才有效。

五處捲是指——

①捲在兩肩下方側面。

②通過腋下再捲一條。

③捲骨盆上。

④兩邊的膝都要捲。

⑤捲腳脖子。

——這些與手足捲每天交替併用比較好。這方法不僅可以降低高血壓，同時也能夠創造膽力，眞是不可思議。到時候你就可以抬頭挺胸的說：「我才不怕高血壓呢！」

使「高血壓」著實下降

五處捲

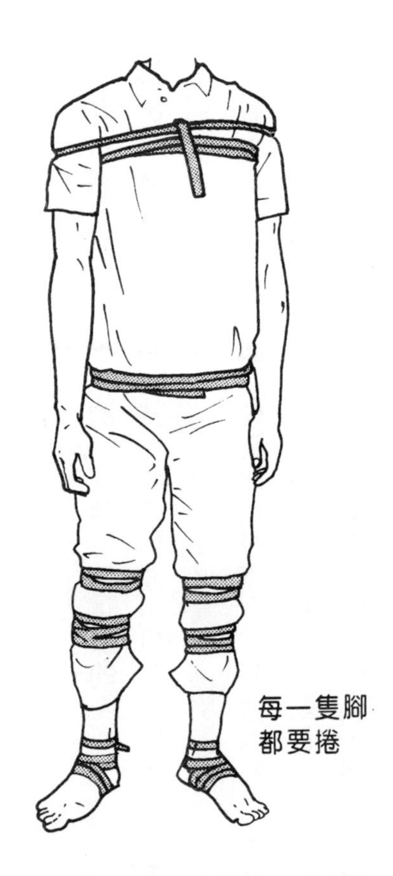

①兩肩的正下方、②腋下、③骨盆、④膝、⑤腳脖子捲得緊些，然後啪的放鬆。不僅能降血壓，同時也能創造膽力。

抑制「氣喘」的發作

——胸捲、束衣袖帶捲、挺胸伸展法

●取得自律神經平衡最重要

西方醫學什麼事都講求「道理」，連氣喘也不例外。

其中之一就是「氣喘免疫異常說」，它的「道理」是這樣的。

當有異物進入我們體內時，鼻子或喉嚨就會產生黏液，想要將異物推出體外。此外，胃液和唾液也可以加以分解，無法分解的東西就成爲糞便排出體外。

當這些構造無法正常發揮作用時，異物從腸到達體內。這時體內的免疫構造就要充分運轉，將白血球、淋巴球、自然殺手細胞、殺手T細胞等總動員。

免疫構造出現過敏的作用，就會出現過敏。說到異位性皮膚炎，很多人會想到蟎或是灰塵等各種的原因。但是，也有人指出這是因爲皮膚對於活性氧攻擊的抗氧化力的減退所造成的。而氣喘是因爲將空氣吸入肺內的氣管的平滑肌，被活性氧氧化，使得氣管的平滑肌激烈收縮而引起的。

但是，我並不相信這種「醫學理論」。以往被認爲是正確的「健康法」，最近陸續被推翻了。

例如菠菜，據說它能攝取到人類所需要的鐵質，是好東西。但是最近根據廣島女子大學的教授們的研究，卻發現「生的菠菜吃得太多，反而會減少體內的鐵質」。

此外，像紅蘿蔔等黃綠色蔬菜，當其胡蘿蔔素成分進入我們體內時，會製造「維他命A」。被視爲是防治活性氧之害抗氧化食品，還說「對癌症有效」。

但是結果如何呢？根據京都府立醫科大學的研究，黃綠色蔬菜雖然「能夠抑制大腸癌，但是攝取過多反而會提高得十二指腸癌的機率」。

此外，著名消除夏日懶散症的鰻魚和牛排，據說多吃一點能夠創造體力。

但是，鰻魚或牛排在體內，需要花較長的時間消化、吸收，反而會使消化器官疲累。夏天應該要攝取更淸淡的食物對身體比較好。

現代醫學命名的病名大約有一千三百多種。雖然有病名，但是有八〇％都是原因不明。原因不明卻還加以治療，這是很奇怪的事情。

無法給予病名的疾病則多達幾十倍。以前就有所謂的萬病之稱，這是非常適當的字眼。我並不在意病名，對於一些不健康的異常狀態，應該如何加以去除——這才是重點。

▼胸捲、束衣袖帶捲的方法

先進行〈束衣袖帶捲〉，然後再將兩公尺的大型帶捲在胸部。

▼挺胸伸展法

維持胸捲、束衣袖帶捲的狀態，挺胸，伸展胸部。氣喘是由於自律神經當中副交感神經功能過度、收縮支氣管而引起的——這是我的看法。所以，只要取得自律神經的平衡，就能治好氣喘。

使得「手脚冰冷症」復原
——大腿捲、小腿肚捲

●手脚冰冷的人容易老化

經常有人說「手腳冰冷」。道理很簡單，就是因爲血液無法通達手腳的毛細管而

抑制「氣喘」的發作

束衣袖帶捲、挺胸伸展法

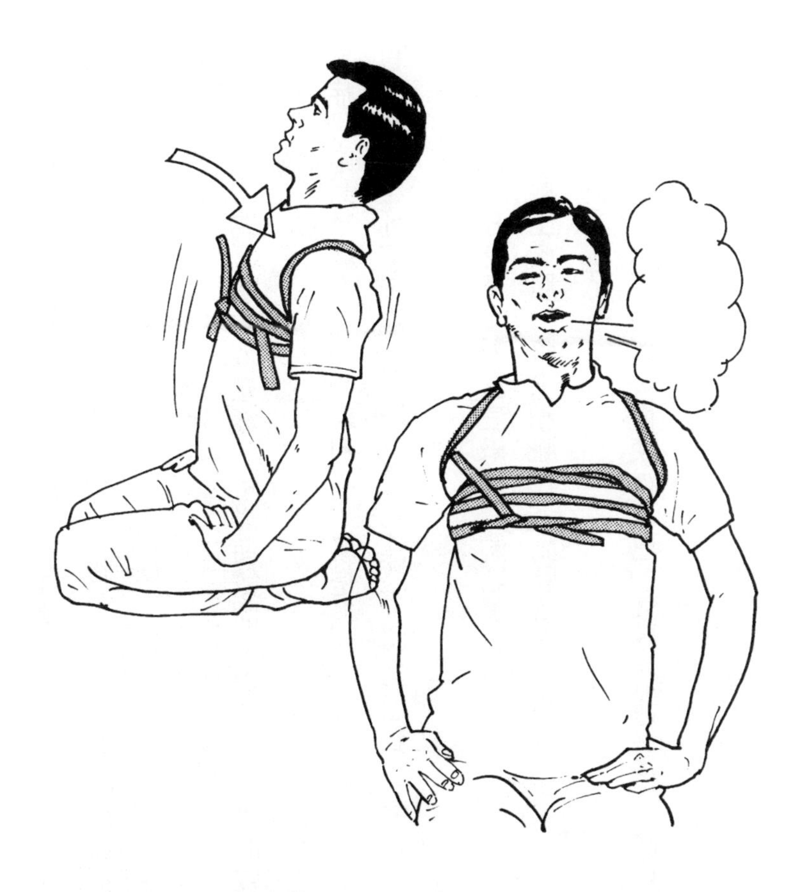

一條帶子捲在胸部，另一條則採用束衣袖帶捲的方式。接著挺胸，上胸伸展，大力作深呼吸。

造成的。此外，公司和家中冷暖氣設備完善，手腳以及全身體溫平衡在室內、室外都不同，當然會導致頭痛、身體倦怠等出現。年紀大了之後更會加速手腳冰冷症的出現。

這時要在手和腳與手指捲帶子。捲緊時可以擠出積存的老廢物，啪的放鬆後，可以使散開的血液以三倍的威力隨著新的血液流入。

以前認為手腳冰冷症是中高年齡女性的「專利」。但是現在已經不同了，年輕人也有這種現象，這可以說是青年性老化的典範。原本在腋下測量達到三十六度的體溫，到達腳趾時只有二十度。

不光是腳趾，從大腿開始依序往下，對於三處進行的話更有效。

從心臟送出的血管，沿著胸主動脈、腹主動脈往下到肚臍處一分為二。各自負責左右腳，從大腿通達腳底。

這些都是人類自己造成的血液循環障礙，而使得自己的身體快速老化，真是愚不可及。

▼大腿捲、小腿肚捲的做法

①帶子捲住大腿粗大血管，用力拉緊，以三十秒爲主，然後放鬆。這時從腹部開始，血液會以三倍的威力往下流。

②其次，小腿肚也要以帶子勒緊，然後放鬆，血液也會往下流。這時血液會通達腳底，血液的停滯問題瞬間就能消除。用帶子反覆進行勒緊、放鬆的動作，就能夠產生絕佳的效果。

在勒緊的狀態下活動身體也不錯。這樣就能使得血液循環的威力大增，腳好像安裝了巨大的唧筒一樣，能夠將好的血液送達全身。

——我注意到了磷脂質的乳化作用、洗淨作用，能降低血液的表面張力，使得黏濁的血液立刻變成清爽的血液。比一根頭髮更細的毛細血管，的確很容易讓新鮮的血液滲透進去。

結果臉色蒼白的人立刻恢復了紅潤，治好手腳冰冷，粗糙的手也變得美麗，肌膚充滿健康的光澤。女性臉上具有光澤，容易上妝——

大腿捲、小腿肚捲

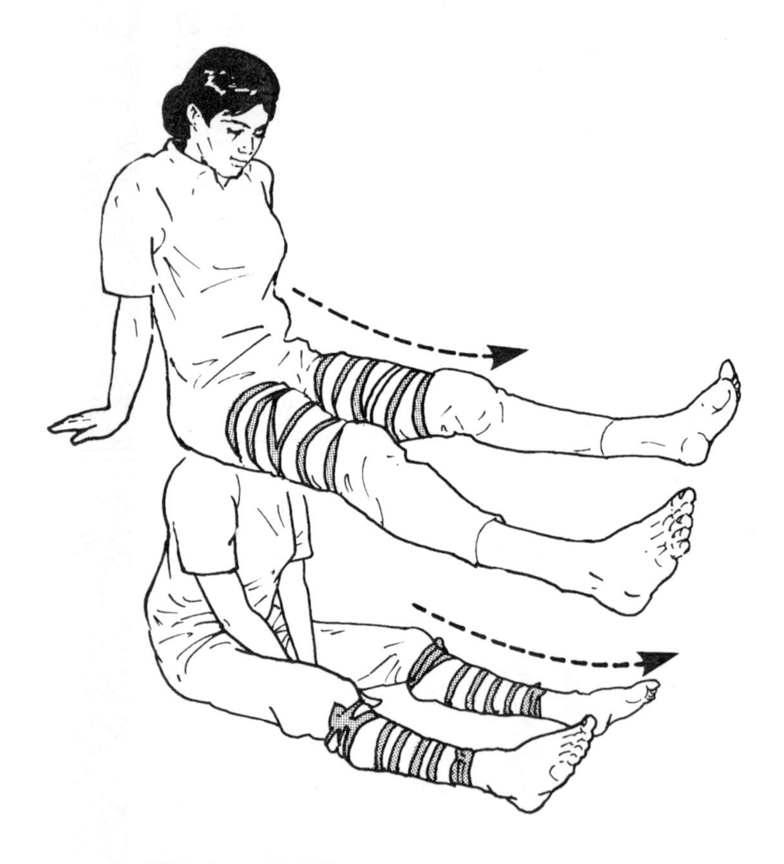

大腿緊緊的綁著帶子，過了30秒之後啪的鬆開。這時在小腿肚也是同樣的，血液從脚的上方往下降，能夠順利到達脚底。

★平控帶
（骨盆運動用帶子）

這是爲了本書平控帶體操、平控帶療法而開發的帶子，材質是採用具有强大伸縮力的橡膠所製成的。能夠到達身體的深部，具有非常好的調整效果。

〈洽詢機構〉
（株）八廣社　日本國　東京都品川區大崎2－7－17
（電話）03－3779－6520
（FAX）03－3494－7471
（帳號）00100－0－16822

★平控帶的種類與有效使用法

目的	長度	尺寸	用途	定價
基本運動用平控帶	2m	L(大)	最適合骨盆運動用的基本帶。	(一條) 1,900圓・〒270圓
		M(中)	粗細適中的便利帶子。	(一條) 1,400圓・〒270圓
		S(小)	對於手指、腳趾等細部具有纖細的效果。	(兩條一組) 2,400圓・〒270圓
應用運動用平控帶	4m	L(大)	包住整個腰，對於衰弱和疼痛的腰，具有抑制的效果。	(一條) 3,800圓・〒390圓
		M(中)	應用廣泛的萬能帶，可以進行長尺捲，用途廣泛。	(一條) 2,800圓・〒390圓
	5m	S(小)	給予全身溫和的刺激，具有穩定的調整效果，最適合應用於長尺捲。	(一條) 3,000圓・〒390圓

寬度：L（大）3.9cm、M（中）2.5cm、S（小）1.8cm

ONE TOUCH帶（附帶大型魔術黏貼帶）	寬度	尺寸別/長度			定價
		S	M	L	
腰用單件	10cm	85cm	95cm	105cm	各尺寸共 3,000圓・〒270圓
腰用單件開孔型					
腰用雙件	12cm 內袋 8cm	85cm	95cm	105cm	各尺寸共 4,000圓・〒390圓
腰用雙件開孔型					

不論黏貼還是鬆開，都非常方便，可以經常使用的平控帶。

〔本書的方法與指導請洽詢〕

日 本 自 然 良 能 會

臺 灣 支 部

支部長 **邱 海 塘**

本部：東京都品川區大崎 5 - 1 - 14
TEL：（ 03 ）- 3490 - 8563
支部：台北市忠孝東路四段177號 4 F - 2
TEL：（ 02 ）- 2781 - 3223
呼叫器：060348887

大展出版社有限公司
品冠文化出版社

圖書目錄

地址：台北市北投區(石牌)
致遠一路二段12巷1號
郵撥：0166955～1
電話：(02)28236031
28236033
傳真：(02)28272069

・法律專欄連載・電腦編號58

台大法學院　法律學系／策劃
法律服務社／編著

1. 別讓您的權利睡著了 1		200元
2. 別讓您的權利睡著了 2		200元

・秘傳占卜系列・電腦編號14

1. 手相術	淺野八郎著	180元
2. 人相術	淺野八郎著	180元
3. 西洋占星術	淺野八郎著	180元
4. 中國神奇占卜	淺野八郎著	150元
5. 夢判斷	淺野八郎著	150元
6. 前世、來世占卜	淺野八郎著	150元
7. 法國式血型學	淺野八郎著	150元
8. 靈感、符咒學	淺野八郎著	150元
9. 紙牌占卜學	淺野八郎著	150元
10. ESP超能力占卜	淺野八郎著	150元
11. 猶太數的秘術	淺野八郎著	150元
12. 新心理測驗	淺野八郎著	160元
13. 塔羅牌預言秘法	淺野八郎著	200元

・趣味心理講座・電腦編號15

1. 性格測驗① 探索男與女	淺野八郎著	140元
2. 性格測驗② 透視人心奧秘	淺野八郎著	140元
3. 性格測驗③ 發現陌生的自己	淺野八郎著	140元
4. 性格測驗④ 發現你的真面目	淺野八郎著	140元
5. 性格測驗⑤ 讓你們吃驚	淺野八郎著	140元
6. 性格測驗⑥ 洞穿心理盲點	淺野八郎著	140元
7. 性格測驗⑦ 探索對方心理	淺野八郎著	140元
8. 性格測驗⑧ 由吃認識自己	淺野八郎著	160元
9. 性格測驗⑨ 戀愛知多少	淺野八郎著	160元

10. 性格測驗⑩ 由裝扮瞭解人心 淺野八郎著 160 元
11. 性格測驗⑪ 敲開內心玄機 淺野八郎著 140 元
12. 性格測驗⑫ 透視你的未來 淺野八郎著 160 元
13. 血型與你的一生 淺野八郎著 160 元
14. 趣味推理遊戲 淺野八郎著 160 元
15. 行為語言解析 淺野八郎著 160 元

・婦 幼 天 地・電腦編號 16

1. 八萬人減肥成果 黃靜香譯 180 元
2. 三分鐘減肥體操 楊鴻儒譯 150 元
3. 窈窕淑女美髮秘訣 柯素娥譯 130 元
4. 使妳更迷人 成 玉譯 130 元
5. 女性的更年期 官舒妍編譯 160 元
6. 胎內育兒法 李玉瓊編譯 150 元
7. 早產兒袋鼠式護理 唐岱蘭譯 200 元
8. 初次懷孕與生產 婦幼天地編譯組 180 元
9. 初次育兒 12 個月 婦幼天地編譯組 180 元
10. 斷乳食與幼兒食 婦幼天地編譯組 180 元
11. 培養幼兒能力與性向 婦幼天地編譯組 180 元
12. 培養幼兒創造力的玩具與遊戲 婦幼天地編譯組 180 元
13. 幼兒的症狀與疾病 婦幼天地編譯組 180 元
14. 腿部苗條健美法 婦幼天地編譯組 180 元
15. 女性腰痛別忽視 婦幼天地編譯組 150 元
16. 舒展身心體操術 李玉瓊編譯 130 元
17. 三分鐘臉部體操 趙薇妮著 160 元
18. 生動的笑容表情術 趙薇妮著 160 元
19. 心曠神怡減肥法 川津祐介著 130 元
20. 內衣使妳更美麗 陳玄茹譯 130 元
21. 瑜伽美姿美容 黃靜香編著 180 元
22. 高雅女性裝扮學 陳珮玲譯 180 元
23. 蠶糞肌膚美顏法 坂梨秀子著 160 元
24. 認識妳的身體 李玉瓊譯 160 元
25. 產後恢復苗條體態 居理安・芙萊喬著 200 元
26. 正確護髮美容法 山崎伊久江著 180 元
27. 安琪拉美姿養生學 安琪拉蘭斯博瑞著 180 元
28. 女體性醫學剖析 增田豐著 220 元
29. 懷孕與生產剖析 岡部綾子著 180 元
30. 斷奶後的健康育兒 東城百合子著 220 元
31. 引出孩子幹勁的責罵藝術 多湖輝著 170 元
32. 培養孩子獨立的藝術 多湖輝著 170 元
33. 子宮肌瘤與卵巢囊腫 陳秀琳編著 180 元
34. 下半身減肥法 納他夏・史達賓著 180 元
35. 女性自然美容法 吳雅菁編著 180 元

36. 再也不發胖　池園悅太郎著　170 元
37. 生男生女控制術　中垣勝裕著　220 元
38. 使妳的肌膚更亮麗　楊　皓編著　170 元
39. 臉部輪廓變美　芝崎義夫著　180 元
40. 斑點、皺紋自己治療　高須克彌著　180 元
41. 面皰自己治療　伊藤雄康著　180 元
42. 隨心所欲瘦身冥想法　原久子著　180 元
43. 胎兒革命　鈴木丈織著　180 元
44. NS 磁氣平衡法塑造窈窕奇蹟　古屋和江著　180 元
45. 享瘦從腳開始　山田陽子著　180 元
46. 小改變瘦 4 公斤　宮本裕子著　180 元
47. 軟管減肥瘦身　高橋輝男著　180 元
48. 海藻精神秘美容法　劉名揚編著　180 元
49. 肌膚保養與脫毛　鈴木真理著　180 元
50. 10 天減肥 3 公斤　彤雲編輯組　180 元
51. 穿出自己的品味　西村玲子著　280 元
52. 小孩髮型設計　李芳黛譯　250 元

・青 春 天 地・電腦編號 17

1. A 血型與星座　柯素娥編譯　160 元
2. B 血型與星座　柯素娥編譯　160 元
3. O 血型與星座　柯素娥編譯　160 元
4. AB 血型與星座　柯素娥編譯　120 元
5. 青春期性教室　呂貴嵐編譯　130 元
7. 難解數學破題　宋釗宜編譯　130 元
9. 小論文寫作秘訣　林顯茂編譯　120 元
11. 中學生野外遊戲　熊谷康編著　120 元
12. 恐怖極短篇　柯素娥編譯　130 元
13. 恐怖夜話　小毛驢編譯　130 元
14. 恐怖幽默短篇　小毛驢編譯　120 元
15. 黑色幽默短篇　小毛驢編譯　120 元
16. 靈異怪談　小毛驢編譯　130 元
17. 錯覺遊戲　小毛驢編著　130 元
18. 整人遊戲　小毛驢編著　150 元
19. 有趣的超常識　柯素娥編譯　130 元
20. 哦！原來如此　林慶旺編譯　130 元
21. 趣味競賽 100 種　劉名揚編譯　120 元
22. 數學謎題入門　宋釗宜編譯　150 元
23. 數學謎題解析　宋釗宜編譯　150 元
24. 透視男女心理　林慶旺編譯　120
25. 少女情懷的自白　李桂蘭編譯　12
26. 由兄弟姊妹看命運　李玉瓊編譯　1
27. 趣味的科學魔術　林慶旺編譯

國家圖書館出版品預行編目資料

中老年人疲勞消除法/五味雅吉著；趙一澄譯
——初版，——臺北市，大展，2000〔民89〕
面；21公分，——（家庭醫學保健；60）
譯自：中高年の體の疲れをとる本
ISBN 957-557-986-0（平裝）
1.疲勞　2.治療法　3.健康法
411.77　89001299

CHUKONEN NO KARADA NO TSUKARE WO TORU HON

Originally published in Japan by SEISHUN PUBLISHING CO., LTD. in 1998
Chinese translation rights arranged with SEISHUN PUBLISHING CO., LTD.
through KEIO CULTURAL ENTERPRISE CO., LTD. in 1999

中老年人疲勞消除法　ISBN 957-557-986-0

原 著 者/ 五味雅吉
編 譯 者/ 趙 一 澄
發 行 人/ 蔡 森 明
出 版 者/ 大展出版社有限公司
社　　址/ 台北市北投區（石牌）致遠一路2段12巷1號
電　　話/（02）28236031・28236033
傳　　真/（02）28272069
郵政劃撥/ 01669551
登 記 證/ 局版臺業字第2171號
承 印 者/ 高星印刷品行
裝　　訂/ 日新裝訂所
排 版 者/ 弘益電腦排版有限公司
初版1刷/ 2000年（民89年）4月

定　價/ 220元

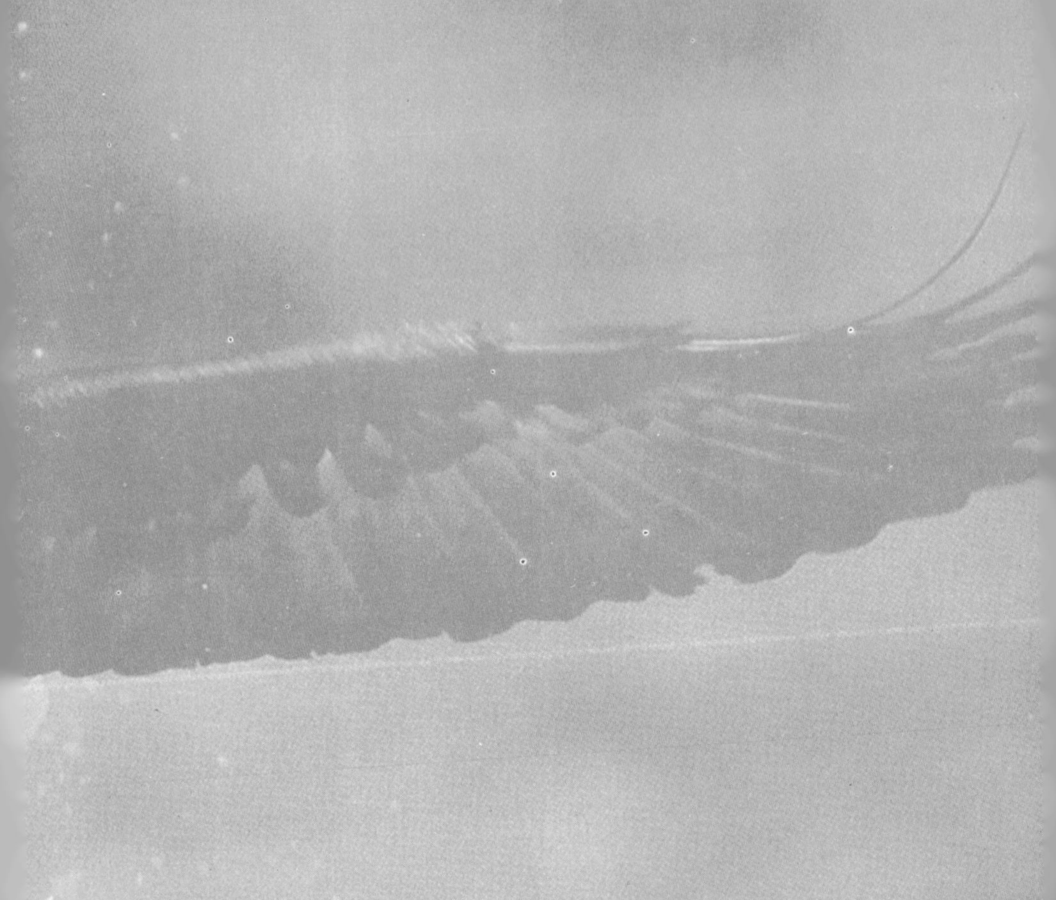